GÉOLOGIE
DES
VOSGES

APPLIQUÉE A L'AGRICULTURE

PAR

CHARLES DURAND

Ancien Élève de l'École de Cluny

OUVRAGE COURONNÉ

par la Société d'Émulation des Vosges

NANCY
E. BALLAND
IMPRIMEUR-LIBRAIRE

90, Rue Stanislas (près de la Porte)

GÉOLOGIE

DES

VOSGES

APPLIQUÉE A L'AGRICULTURE

PAR

CHARLES DURAND

Ancien Élève de l'École de Cluny

———— ≈◆≈ ————

OUVRAGE COURONNÉ

par la Société d'Émulation des Vosges

———— ≈〰≈ ————

NANCY

E. BALLAND

IMPRIMEUR-LIBRAIRE

90, Rue Stanislas (près de la Porte)

—⊗—

Chaque exemplaire doit porter la signature de l'auteur.

C. Durand

Avant-propos.

———

Les caractères de la flore spontanée et de la flore cultivée d'un pays, d'une région, sont sous la dépendance d'un certain nombre de conditions, en particulier de la nature géologique du sol, puisque la terre arable est en définitive produite par la désagrégation de roches sous l'influence des agents atmosphériques, de la gelée, des eaux courantes, etc...

Il est donc nécessaire de connaître au moins les premières notions de géologie pour étudier avec fruit une région agricole un peu étendue.

Ce que je dis est vrai surtout pour les personnes qui doivent enseigner l'agriculture, même au point de vue élémentaire.

Aujourd'hui que l'agriculture est une partie obligatoire du programme d'enseignement dans les écoles primaires, il est de toute nécessité que l'instituteur connaisse la géologie de son département, afin qu'il puisse donner des leçons raisonnées en rapport avec les régions qu'il pourra successivement habiter.

Ces observations générales s'appliquent spécialement au département des Vosges, qui renferme les terrains géologiques les plus divers, et les modes de culture les plus variés.

J'ai pensé être utile à MM. les Instituteurs en leur présentant d'une manière simple et concrète les notions les plus élémentaires sur la géologie des Vosges au point de vue agricole.

Les produits du règne inorganique, roches, minéraux, fossiles, si variés dans notre département, conviennent admirablement pour servir de base à un musée scolaire agricole : puisse le présent ouvrage être de quelque secours aux instituteurs, et les aider à réunir par voie d'échange entre eux, les éléments essentiels de leurs musées scolaires.

Je n'ai pas cru devoir faire précéder mon travail d'un cours élémentaire de géologie générale, car la plupart des lecteurs auxquels je m'adresse, ont des connaissances suffisantes pour entrer de plein pied dans des descriptions absolument locales de géologie historique.

Au fait, je considère tous les traités élémentaires d'histoire naturelle comprenant les trois règnes, comme pouvant servir d'introduction à ce petit ouvrage.

CHARLES DURAND

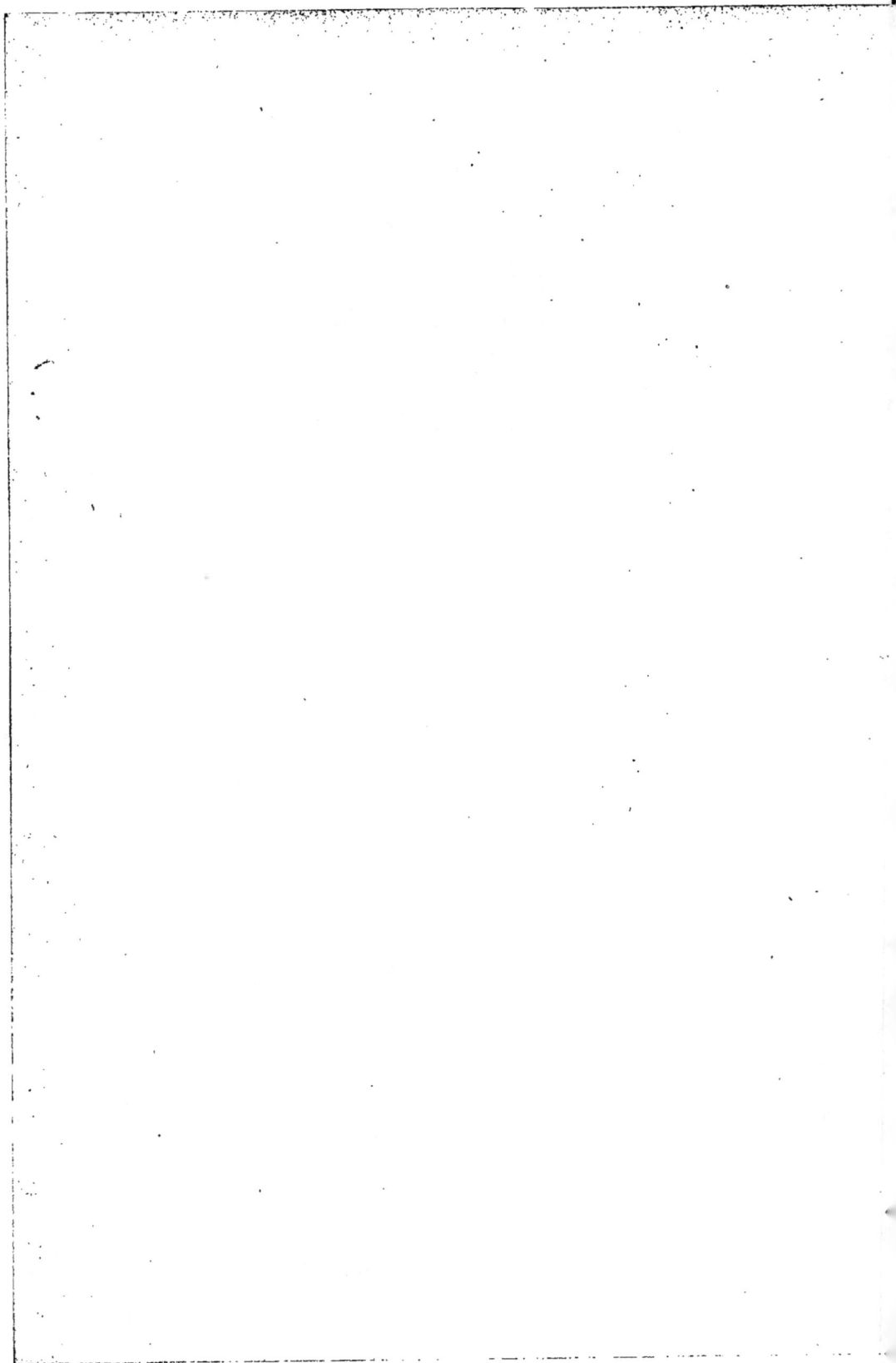

Introduction.

Le département des Vosges est un des départements de la France les plus intéressants au point
de vue géologique. A part les terrains crétacé et tertiaire, tous les autres terrains stratifiés y sont, en effet, plus ou moins représentés.

On appelle *terrains stratifiés* ceux qui se sont dé-
posés les uns au-dessus des autres par couches successives. On oppose souvent à ce mot de terrains stratifiés, celui de *terrains éruptifs*, qui ne désignent
que des accidents dans les terrains stratifiés, formés
par des matériaux d'origine interne, d'origine ignée ;
c'est-à-dire rejetés du sein de la terre par des cre-
vasses de son écorce, ou par des cratères.

Citons comme terrains éruptifs anciens les massifs
de granite porphyroïde et de syénite, les trapps, les
serpentines ; et, comme terrains éruptifs modernes,
les basaltes, les trachytes, les laves volcaniques.

Nous adopterons la classification suivante pour la
succession des terrains stratifiés. *(Voir le tableau à
la fin du volume)*.

Chapitre I.

I. — Terrain granitique.

On désigne sous le nom de *système des Vosges*, un groupe de montagnes, généralement arrondies, qui occupe un espace triangulaire dont les trois sommets sont situés près de Massevaux, de Remiremont et de Schirmeck. Ces montagnes, que la forme arrondie de leurs sommets a fait appeler *ballons*, sont formées de roches assez variées, le plus souvent cristallines, les unes sans stratification, et les autres plus ou moins nettement stratifiées.

Ce noyau central des Vosges est entouré par d'autres montagnes moins élevées, dont les formes aplaties et carrées contrastent avec les formes arrondies des premières, et qui sont composées d'un grès quartzeux appelé grès vosgien. Les roches cristallines des Vosges, qui ont une composition plus ou moins analogue à celle du granite ordinaire, ont reçu le nom de primitives, parce que ce sont elles qui constituent, selon toute apparence, l'écorce primordiale, la première couche solide du globe. Elles ne renferment aucun vestige d'êtres vivants.

Les roches primitives se divisent en deux groupes, les roches primitives stratifiées, et les roches primitives non stratifiées. Les roches primitives stratifiées sont d'abord le *gneiss*, qu'on rencontre toujours au-dessous de toutes les autres. Le gneiss occupe un espace assez vaste : on le trouve en sortant de Corcieux sur la route de Saint-Dié. dans presque tout le canton de Fraize ; à Laveline près de Saint-Dié ; à Saales, à Provenchères, à Colroy à Sainte-Marie-aux-Mines, à la Croix-aux-Mines ; et sur le revers méridional des Vosges, au Val-d'Ajol, le Moncel. Il renferme souvent des calcaires micacés, serpentineux, exploités comme marbres à Saint-Philippe, près de Sainte-Marie ; à Laveline,au Chippal, où ils étaient déjà connus des Romains. Ces calcaires passent au gneiss d'une façon graduelle. Ils renferment quelquefois de petits cristaux de pyrite formant des fils jaunes, et des aiguilles d'amphibole.

Près de Lubine et à Sainte-Marie, certains gneiss grenatiques renferment du graphite et des débris végétaux, ce qui fait qu'on les rapporte souvent, sous le nom de *gneiss modernes*, aux terrains primaires.

Le gneiss passe souvent à la leptynite, qui constitue la base des montagnes depuis Epinal jusqu'à Rupt dans la vallée de la Moselle ; de celles de la vallée du Tholy, de la Vologne. Elle est très bien caractérisée à Jussarupt. Au-dessus du gneiss on trouve les *schistes à séricite*, anciens *talcschistes* d'Elie de

Beaumont ; puis les *micaschistes*, puis les *schistes argileux*. C'est ce qu'on observe très bien, notamment à Sainte-Marie-aux-Mines et à Lubine. Souvent une ou plusieurs de ces roches primitives stratifiées font défaut. Presque toujours elles sont recouvertes par des lambeaux de grès vosgien, et quelquefois de nouveau grès rouge.

Les roches primitives non stratifiées sont d'abord le *granite* proprement dit, ou granite vulgaire à petits grains, renfermant outre des cristaux de feldspath rose ou blanc, du quartz et du mica ; mais dont les éléments sont épars, non disposés en veines comme dans le gneiss ; le *granite syénitique*, la *syénite*, le *granite porphyroïde*, le *porphyre quartzifère* ou *microgranulite*, le *porphyre brun*. Ces roches ne sont jamais couronnées par le grès vosgien. Elles paraissent plutôt des accidents éruptifs qui ont traversé les couches stratifiées, que des couches régulières servant de base aux formations sédimentaires sur toute la surface du globe. Ainsi, par exemple, le granite syénitique de Sainte-Marie-aux-Mines, est limité de toutes parts, par le gneiss, qu'il semble avoir percé en faisant éruption. Entre le granite et les autres roches primitives non stratifiées ou massives, il y a toutes les transitions les plus insensibles. (Voir la collection des roches des Vosges, par M. Mareine de Remiremont).

En général, « à mesure que le granite passe davantage à la syénite et au porphyre quartzifère, il manifeste une tendance de plus en plus grande à se partager en massifs isolés qui surgissent en forme de ballons ».

« A considérer la chose en grand, c'est en avansant vers le midi des Vosges qu'on voit surtout le granite devenir porphyroïde, et passer à la syénite; et c'est surtout dans le midi de ce groupe de montagnes, que les roches cristallines cessent de constituer une grande zone à surface irrégulière pour se diviser en gros rognons, qui s'élèvent hardiment en masses distinctes, présentant chacune un certain caractère d'individualité, et dont les contours arrondis en dômes, ont mérité par excellence le nom de ballons ». (Elie de Beaumont. Explication de la carte géologique de la France).

Ainsi, les ballons de Saint-Maurice, de Servance, de Giromagny, du Bresoir, du Champ-du-Feu. sont syénitiques. Ceux de Guebwiller et du Rosberg, sont principalement formés de porphyres bruns reposant sur le granite. Les autres, ordinairement moins élevés, par exemple le Haut-du-Roc, les montagnes qui bordent la vallée de Rupt-sur-Moselle, etc , sont surtout formés de granite porphyroïde. Ce granite porphyroïde se charge peu à peu d'amphibole à l'approche des ballons les plus élevés, passe au granite syénitique, puis à la syénite.

Le groupe des ballons des Vosges a été soulevé à l'époque qui a suivi le dépôt des roches de la grauwacke, et qui a précédé immédiatement le dépôt du groupe carbonifère.

Dans certains pays, le granite a même continué à être émis, mais en quantité de moins en moins considérable, jusqu'à la fin de la période jurassique.

On voit donc que, malgré son analogie de composition avec le gneiss, le granite n'appartient généralement pas à l'époque primitive. On le désigne souvent, lui et ses variétés, sous le nom de roches éruptives anciennes ; il en est de même des *porphyres*, des *trapps*, des *serpentines*.

Les *porphyres* appartiennent exclusivement à la fin de l'époque primitive, et à toute l'époque primaire.

Les *trapps*, roches éruptives accidentelles, tirées surtout des environs de Raon-l'Etape, très employées dans les Vosges et aux environs de Nancy pour l'empierrement des routes, ont été épanchés entre le nouveau grès rouge et le grès vosgien.

Les *serpentines*, en général, roches éruptives accidentelles comme les trapps, sont apparues dans les ères primaire et secondaire.

Les principaux gisements des Vosges sont à Eloyes, Sainte-Sabine, montagne de Remiremont ; dans la vallée de Cleurie, aux Arrentés de Corcieux. Les serpentines des Vosges ont été émises après le grès vosgien, et même le grès bigarré, car on n'en trouve aucune trace dans ces grès.

Les eaux sont abondantes et limpides dans l'espace occupé par es granites et les roches analogues ; à chaque pas on rencontre des sources vives et des ruisseaux qui se précipitent avec bruit dans les ravins, dans les roches escarpées, en formant souvent des cascades ; mais la terre végétale y est peu abondante, et exigerait pour être bien productive, des amendements marneux considérables, analogues à ceux qu'on trouve en grandes masses dans les marnes irisées, aux environs de Mirecourt.

Voici, d'après les analyses de M. Grandeau, la composition chimique de 3 terres provenant des granites ou des porphyres des Vosges :

	Granite de Gérardmer.	Porphyre de Gérardmer.	Granite syénitique de Noirgoutte.
	p 0/0	p 0/0	p 0/0
Alumine et oxyde de fer . .	9,28	9,39	3,97
Chaux	traces	traces	traces
Magnésie	0,34	0,60	0,30
Potasse	0,31	0,20	0,21
Soude	0,00	0,02	0,09
Acide phosphorique . .	0,23	0,25	0,27
Résidu insoluble	70,00	74,00	73,45

M. Grandeau a trouvé 0, 23 pour cent d'acide phosphorique dans les granites ordinaires. Cette quantité est suffisante pour la culture, ce qui tendrait à prouver que, dans les terrains granitiques, les cendres, si employées comme amendement, agissent surtout par leur chaux. (1)

Dans le groupe du gneiss et de la leptynite, le sol est assez fertile, à part sur les sommets, qui sont souvent couverts de grès vosgien et de forêts de sapins. De belles prairies, très bien irriguées, parsemées de bouquets d'arbres, occupent le flanc de coteaux, et le fond de belles vallées assez larges, à côté de petits champs de seigle, et surtout de pommes de terre. Quelques prairies produisent beaucoup de joncs, de carex, ce qui indique qu'on les laisse trop longtemps en contact avec l'eau. D'autres, sont même transformées en tourbières, lorsque leur fond est complètement formé de gneiss ou de leptynite. Alors les graminées, les cypéracées, les joncées, et surtout les sphaignes, sont à peu près, avec quelques droseras, les seules plantes de la tourbière. Aujourd'hui, on cherche à dessécher les

(1) *Les terrains primitifs renferment des phosphates en quantités appréciables ; mais ils sont dans un état tel qu'ils ne peuvent être assimilés que peu à peu ; c'est pourquoi les roches feldspathiques ne*

tourbières, et on détruit les sphaignes par les cendres et surtout par la chaux. La tourbe ne se développe pas dans le voisinage des grands arbres comme les sapins.

Les montagnes de leptynite passent par transitions douces aux ballons, et il en résulte des montagnes qui ont un caractère mixte, comme celles qui bordent la vallée de la Moselle, de Rupt à Bussang.

Les ballons des Vosges sont couverts en grande partie de forêts de sapins, dans l'intérieur desquelles on trouve de petites prairies, des rochers abrupts. Les forêts ne dépassent pas une certaine altitude, au-dessus de laquelle on ne rencontre plus que des buissons et des arbres rabougris.

Sur le sommet des ballons des Vosges, il existe une végétation particulière, qui diffère notablement de la végétation des vallées, et de celle des pays de grès.

Des pelouses immenses, connues dans le pays sous le nom de chaumes, bordées çà et là par des escarpements à pic, ou par des débris de rochers, s'étendent sur toutes les crêtes de la région que nous étudions.

Une végétation riche et variée vient orner ces pe-

conviennent pas aux récoltes de courte durée, qui veulent trouver des aliments en quelque sorte tout prêts pour une prompte croissance. Elles conviennent au contraire à la culture forestière, notamment

jouses et ces rochers, à mesure que le soleil de l'été
fait disparaitre les neiges qui les recouvrent pendant 8
mois de l'année. Là, se rencontrent une foule de plantes
rares, qu'on chercherait en vain dans tout le reste de
la chaine. Telles sont : l'anémone des Alpes, l'anémone narcisse, la violette jaune, plusieurs saxifrages,
la grande gentiane, plusieurs épervières, (hieracium)
l'hellébore blanc, des lycopodes, etc..

L'ère primitive se relie dans les Vosges au nouveau grès rouge par quelques formations appartenant
aux périodes silurienne, devonienne, et même carbonifère.

Ainsi, on trouve des phyllades, anciennement exploitées comme ardoises à Raon-sur-Plaine, à la Cra-
che près de Faucogney, et qui paraissent appartenir à
la période silurienne.

Aux environs de Thann, on trouve des carrières
de porphyres bruns, lesquels sont postérieurs aux
schistes cristallins, c'est-à-dire aux roches primitives
stratifiées. Ces porphyres bruns passent à la grauwacke, qui est généralement regardée comme devonien-

à celle des sapins. C'est seulement dans les bas-fonds
où s'accumulent les matériaux ténus entraînés par
les eaux courantes, qu'on peut obtenir de bonnes
prairies, cultiver facilement le seigle et la pomme

ne. Au pied du flanc oriental du vallon de Thann, cette grauwacke passe à l'argilolithe ; elle est criblée d'empreintes végétales charbonneuses ; on y a observé des affleurements d'anthracite. Quelques géologues considèrent même cette grauwacke à anthracite comme faisant déjà partie du carbonifère inférieur.

Près de Bischwiller, la grauwacke, passe au pétrosilex, et renferme des empreintes de lépidodendrons, de stigmarias, d'équisétacées, de fougères.

Au-dessus du gneiss, dans la grauwacke, on a trouvé aux Oeuvres, à l'ouest du Val-d'Ajol, et un peu plus loin, au Champ de Fougerolles, un gîte d'anthracite qui paraît correspondre à celui de Thann, quoiqu'il n'y ait pas de porphyres bruns.

A Schirmeck, à Russ, Wisches, Vackenbach, on trouve un calcaire à encrines paraissant contemporain des formations précédentes de Thann et du Val-d'Ajol. Ce calcaire est généralement exploité comme mœllon ou pierre à chaux ; mais les plus beaux échantillons sont employés comme marbre et travaillés à la marbrerie des Vosges à Epinal. A Framont, ce calcaire passe insensiblement à la do-

de terre. Il est certain toutefois qu'en ajoutant au sol des phosphates de chaux, on augmenterait le rendement.

lomie.

II. --- Nouveau grès rouge.

Le *nouveau grès rouge*, très répandu en Allemagne, n'est bien développé en France que dans les Vosges. Il est surtout formé d'un grès à pâte argileuse, le plus souvent rouge, et à grains de feldspath et de quartz non cristallins. Quelquefois, il est assez dur pour être employé comme pierre à paver. On y trouve aussi des conglomérats qui sont formés des mêmes éléments que le grès, mais plus volumineux et le plus souvent anguleux, ce qui indique une roche dont les éléments n'ont pas été roulés par les eaux, c'est-à-dire, ont été formés sur place.

Quelquefois, comme au pied de l'Avison à Bruyères, le nouveau grès rouge empâte des cailloux roulés de toutes les roches des Vosges, excepté des trapps et des serpentines ; c'est ce qui permet de le distinguer, dans ce cas particulier, du grès vosgien qui le surmonte, et le recouvre en couches transgressives, car le grès vosgien ne renferme guère que des galets de quartz et de quartzites. Les conglomérats du nouveau grès rouge alternent quelquefois avec des schistes argileux diversement colorés appelés aussi argilolithes, et des argiles à mica blanc, qui paraissent déposées par les eaux d'infiltration ; plus souvent ils les surmontent. A leur base, les argilolithes prennent souvent l'aspect et la dureté d'un porphyre pétrosiliceux; c'est ce qui arrive au Val-d'Ajol.

En 1767, Guettard et Lavoisier avaient reconnu, dans un mémoire cité par M. Elie de Beaumont, que les argilolithes situées entre Faymont et le Haut-du-Seuil, sur la commune du Val-d'Ajol, et formant une grande partie du coteau, réunissent la blancheur, la ténacité suffisante, et la qualité réfractaire qui caractérisent une bonne terre à porcelaine. Cette argilolithe a été exploitée, notamment par M. le docteur Turck de Plombières.

Dans les argilolithes du Val-d'Ajol, on trouve des troncs silicifiés de cordaïtes, famille voisine des conifères, dont le bois rappelle celui des araucarias, et auxquels M. Mougeot a donné le nom d'araucarioxylons. Le plus répandu est l'*araucarioxylon Val-d'Ajolense.* On y trouve aussi des calamodendrons, autre famille, voisine des conifères et des cordaïtes ; des conifères vrais, des fougères. Il en existe également dans le nouveau grès rouge du Val-de Villé. (Bas-Rhin) Le nouveau grès rouge est à la base du grès vosgien dans les vallées. Il est propre à la culture, car il est plus feldspathique, plus argileux, plus riche en acide phosphorique et en chaux. Il for-

me des lambeaux sur les deux versants de la chaîne
des Vosges. Sur le versant oriental, dans la vallée de la
Bruche ; au Val-de Villé ; dans la vallée de Massevaux ;
aux environs de Ronchamp, où il repose sur la houille. Sur le versant occidental, près de Bruyères, notamment dans la vallée de Belmont ; près de St-Dié
à Robache ; au Valtin ; au Val-d'Ajol, dans les ha-
meaux de Faymont et d'Hérival, à la vallée des Roches, où se trouve le beau filon de quartz avec veines
de cristal de roche si connu des géologues et des tou-
ristes ; à la Poirie près de Remiremont ; près de Raon-
l'Étape, de Senones, etc.. Le nouveau grès rouge
forme de bons sous-sols meubles, réservés surtout à
la culture du seigle de la pomme de terre, du trèfle,
etc. . Il exige les mêmes amendements que le grès
vosgien cultivé, mais en moins grande quantité. Au-
dessus du nouveau grès rouge, on trouve en quelques
endroits, surtout au Val-de Villé, au pied des montagnes d'Avison et de Boremont près de Bruyères, quelques traces de dolomies grenues ou calcaires magnésiens. Dans d'autres endroits, à Robache près de St-
Dié ; à Moussey, la Petite-Raon, dans la vallée du
Rabodeau, ces calcaires se trouvent en assez grande
quantité pour être exploités régulièrement comme
pierre à chaux. Ces dolomies ont été considérées quelquefois comme représentant le zechstein, terrain

classique en Allemagne, surmontant le nouveau grès rouge, et caractérisé spécialement par des calcaires magnésiens. Le zechstein, le nouveau grès rouge, et le grès des Vosges constituent la période permienne. La flore du nouveau grès rouge est à peu près la même que celle du grès vosgien, et même que celle du grès bigarré ; nous l'étudierons à la suite du grès vosgien.

III. --- Grès vosgien.

Nous avons dit que le groupe des ballons des Vosges est entouré par d'autres montagnes moins élevées, aplaties, formées d'un grès grossier, d'un grain uniforme, de couleur rouge-brique plus ou moins foncée, connu généralement sous le nom de *grès des Vosges* ou de *grès vosgien*, parce qu'il est spécial à notre région. Ce grès est formé de grains de quartz (sable) d'apparence cristalline, offrant des facettes qui miroitent au soleil d'une manière caractéristique. Quelquefois, il renferme des fragments arrondis de quartzites, de quartz roulés, blancs laiteux, rouges, noirs veinés de blanc, etc ; atteignant la grosseur de véritables galets, et formant alors des poudingues. Rarement il renferme du gneiss et de la leptynite, et jamais de roches éruptives anciennes. C'est grâce à sa composition particulière que l'origine du grès vosgien est encore obscure.

On observe des poudingues de grès vosgien dans la Basse-des-Rouges-Eaux, autour de St-Dié, aux roches St-Martin, de la Bure, d'Ormont; à Decelles; au nord du Val-d'Ajol, près de Remiremont. Ces cailloux roulés indiquent que les éléments du grès vosgien ont été entraînés par les eaux à de grandes distances; les grains de sable les plus fins ont été seuls maintenus en suspension dans le liquide en mouvement; c'est ce qui fait que, n'ayant pu se frotter les uns contre les autres, ils ont conservé leurs angles, leurs arêtes et leurs faces planes. Le grès des Vosges, dont l'épaisseur peut aller jusqu'à 100 ou 150 mètres, et même exceptionnellement à 500 mètres, près de Raon-l'Etape, forme une grande partie des montagnes des Vosges. Ces montagnes de grès vosgien ont, comme je l'ai déjà dit, leurs sommités aplaties.

Les bancs de grès des Vosges, dont l'épaisseur varie entre 0^m 50 et 1 mètre, sont bien séparés les uns des autres, et d'inégale dureté. Ils sont quelquefois très tendres et faciles à réduire en sable. Les bancs les plus durs, demeurant en saillie sous forme de corniches, donnent aux escarpements du grès vosgien un aspect ruiniforme très remarquable. Cet aspect ruiniforme s'allie très bien, en Alsace, à celui des vieux châteaux dont ces escarpements sont souvent couronnés.

La couleur du grès des Vosges est généralement rouge, rarement grise. La couleur rouge est due uniquement à de l'oxyde de fer ; en effet, si on le réduit en poudre, qu'on l'attaque par l'acide chlorhydrique, les grains deviendront incolores ou blancs.

Voici d'après M. Grandeau, la composition chimique de 2 terres formées par le grès vosgien.

	N° 1	N° 2
Eau	1,80	1,62
Matières combustibles	3,20	4,12
Alumine et oxyde de fer	0,46	1,48
Chaux	0,02	0,00
Magnésie	0,02	0,27
Potasse	0,03	0,09
Soude	0,06	0,06
Acide phosphorique	0,02	0,09
Résidu insoluble dans les acides	94,42	93,00
Total :	100,03	100,73

Quelle pauvreté en chaux, en potasse, et en acide phosphorique ! le 1/5 environ de ce qu'il faudrait pour une fertilité moyenne.

Le grès vosgien, ne renfermant guère que du sable pur, plus ou moins coloré par de l'oxyde de fer, (sesquioxyde de fer hydraté ou rouille) avec quelques noyaux allongés sous forme d'amandes d'argiles rouges, est impropre à la culture : c'est pourquoi on le trouve presque toujours couvert de forêts de pins ou de sapins ; rarement de hêtres. Toutefois, dans les vallées profondes, il devient plus argileux à cause des alluvions, et peut produire, comme le nouveau grès rouge, du seigle, de l'avoine, du trèfle, des pommes de terre, pourvu que l'on ajoute au fumier, des quantités notables de phosphates de chaux ou de cendres, surtout non lessivées. Lorsqu'il est compact, il est employé comme moellon, et quelquefois aussi comme pierre de taille, à défaut du grès bigarré. On s'en est servi autrefois pour faire des meules de moulin, aujourd'hui universellement remplacées, par celles du terrain tertiaire, venant en grande partie des environs de La Ferté-sous-Jouarre.

Il est très développé surtout sur la rive droite de la Moselle, d'après l'itinéraire suivant : Remiremont, Epinal, Bruyères, St-Dié, Raon-l'Etape, dans le département des Vosges ; à Saverne, au Donon, etc, en Alsace.

Le grès des Vosges ne renferme pas de fossiles. Pourtant Mougeot a trouvé à Boremont, près de Bru-

yères, une des localités classiques du grès vosgien, des
empreintes de *calamites arenaceus*. Lorsque des vallées sont creusées dans le grès vosgien, le sol y est
composé de sable produit par la désagrégation du grès.
Les ruisseaux y serpentent au milieu de prairies unies ;
jamais leur lit n'est jonché de gros cailloux roulés,
comme cela arrive dans les terrains granitiques et
primitifs en général. Leurs eaux glissent sans bruit sur
un sable assez fin, mêlé de quelques cailloux roulés,
et qui est entraîné jusque dans la région des calcaires.
Comme le grès des Vosges laisse filtrer les eaux, on
n'y voit presque jamais de sources sortir du milieu du
flanc des montagnes, comme on l'observe dans le granite ou le grès bigarré ; elles sortent toujours du pied.

A la base des montagnes de grès vosgien, vient généralement affleurer le *grès bigarré*, auquel il passe
presque immédiatement. Le grès bigarré, qui est le
grès des meules à aiguiser, et qui fournit les pierres de taille les plus employées dans les Vosges, est
géologiquement au-dessus du grès vosgien, qu'il ne
recouvre qu'en partie, ses montagnes étant généralement moins élevées.

Le prolongement du grès vosgien se retrouve dans
la Forêt-Noire, de l'autre côté de la vallée du Rhin,
dans laquelle il a subi un effondrement. La forme du
système montagneux des Vosges est en grande partie

déterminée par les circonstances de gisement du grès vosgien, et se lie d'une manière intime à ses rapports de position avec le grès bigarré. En effet, le système du *trias* lorrain, que nous allons décrire dans le chapitre suivant, et dont le grès bigarré constitue la partie inférieure, forme autour des Vosges une zone presque continue, qui s'étend en général au pied des montagnes de grès des Vosges, comme une mer au pied d'une falaise, dont elle baigne la base ; ce qui indique que le groupe des montagnes des Vosges a la configuration d'une île.

Les montagnes du bois d'Hérival et du bois de Remiremont, sur la rive gauche de la Moselle, sont une ancienne partie de cette falaise, au pied de laquelle le grès bigarré a été déposé par la mer. Des environs d'Aydoilles, de Fontenay, de Girecourt, on voit l'espèce de plaine de grès bigarré aller se terminer au pied des montagnes du grès des Vosges, couvertes de forêts de sapins. Le phénomène s'observe de même en plusieurs autres endroits. Il est probable que les matériaux dont le grès bigarré est formé, proviennent de la masse du grès des Vosges, et ont été détachés et charriés par les courants qui se rendaient à la mer, en creusant dans ce dernier dépôt des sillons, qui depuis, ont été encore élargis par la suite des phénomènes géologiques. Les plantes caractéristiques les plus communes des terrains de grès, (nouveau grès rouge, grès des Vosges, grès bigarré) et spécialement du grès des Vosges, qui en est le type le plus parfait, peuvent se rencontrer aussi sur le granite, ce sont : le genêt à balai, le prénanthe pourpré, l'arnica des montagnes, l'athamante, (baudremoine), les pédiculaires, le rumex acétosella, (oseille de crapaud) (1), la digitale pourprée, la bistorte, le houx, (le houx est caractèristique des grès, et ne se trouve pas sur le granite), la bruyère ordinaire, l'airelle, cette dernière pouvant se trouver quelquefois dans les terrains calcaires, mais en petite quantité ; le sapin des Vosges, (ne se trouve pas sur le grès bigarré) la fougère impériale, l'osmonde royale, plusieurs lycopodes, etc. (2) (L'osmonde royale et les lycopodes ne se trouvent ni sur le nouveau grès rouge, ni sur le grès bigarré).

(1) *Les champs qui reposent sur le terrain granitique, et sur les terrains de grès, sont souvent infestés par le rumex acetosella, lequel fait beaucoup de tort, notamment aux champs de trèfle. On parvient à faire disparaître facilement ce fléau au moyen de la chaux.*

-- (2) *Dans les montagnes des Vosges on se sert de la tige feuillée du lycopodium clavatum placée au fond d'une sorte d'entonnoir pour filtrer le lait fraichement trait.*

IV. --- Explication des principaux termes employés dans ce chapitre

Granite. — Le granite est formé d'un mélange de *feldspath*, de *quartz* en grains et de paillettes de *mica*, ordinairement noir, rarement vert ou argentin.

Le feldspath est ordinairement en masses lamelleuses de couleur rose ou blanche, réfléchissant la lumiere. Il se décompose à la longue sous l'influence des agents atmosphériques, en silicate de potasse soluble et assimilable par les plantes ; en silicate d'alumine insoluble, qu'on appelle le kaolin ; le quartz présente ordinairement l'aspect d'un petit morceau de verre à cassure irrégulière. Il a a même composition que la silice ou le sable pur. Il peut être cristallisé, et se rencontrer dans les cavités de certaines roches ; alors il a la forme de prismes à 6 pans terminés par des pyramides.

C'est le mica qui fournit le sable doré. Autrefois, à la Chapelle, près de Bruyères, on fabriquait du sable doré en délayant dans l'eau certains granites désagrégés : l'argile se déposait au fond de l'eau avec le quartz ou sable ; et le mica restait en suspension dans le liquide. Il suffisait de décanter, de laisser ensuite déposer longtemps ou de filtrer, pour obtenir les paillettes de mica. Ces paillettes de mica étaient ensuite chauffées au four et prenaient la belle teinte du sable doré. Hogard rapporte qu'à Laveline-devant-Bruyères, on se servait pour le même usage d'un gneiss désagrégé.

Gneiss. — Les lames de mica, disséminées d'une manière irrégulière dans les granites, se placent quelquefois parallèlement à un plan ; elles produisent alors des zones qui donnent à la roche un aspect rubané ; cette roche prend le nom de gneiss.

Leptynite. — La leptynite est une sorte de granite tirant parfois sur le gneiss. Elle est à grains fins, et renferme peu de quartz. D'après M. Velain, presque toute la leptynite des Vosges, notamment celle qui sert de base au nouveau grès rouge, serait identique à la *granulite* du Morvan, sorte de granite à mica blanc qui est éruptif. Il y aurait également une leptynite stratifiée : ce serait une espèce de granite schisteux une variété de gneiss, assez rare dans les Vosges, et qui se relierait insensiblement à la granulite.

Syénite. — Quand le mica du granite est remplacé par des aiguilles d'un minéral noir-verdâtre, appelé *amphibole*, il prend le nom de syénite. (1)

Porphyre. — Le porphyre a une composition analo-

(1) *Le granite porphyroïde des Vosges est souvent chargé d'amphibole, et passe à la syénite. C'est lui qui est le plus exploité pour les monuments et la sculpture.*

gue à celle du granite ; mais on y distingue nettement une pâte de feldspath, dans laquelle il y a des
cristaux de feldspath, des grains de quartz, et ordinairement des paillettes de mica ; tandis que dans le
granite, il n'y a pas de pâte fondamentale. Quand il ne
renferme pas de cristaux, il prend le nom d'*eurite* ou
ou de *pétrosilex*. Les *trapps* ou *mélaphyres* sont des
roches noirâtres, et les *serpentines* verdâtres ou brunâtres, qui tiennent plus ou moins des roches por-
phyriques.

Grauwacke. — La grauwacke est une sorte de grès
grossier, renfermant souvent des conglomérats.

Grès. — Les grès sont des grains de sable reliés entre eux par un ciment, qui est siliceux dans les
Vosges. L'orsqu'ils sont a gros grains, et qu'ils renferment des galets, ils s'appellent *poudingues*.

Lorsque le ciment siliceux est très-abondant, les
grains de sable disparaissent noyés par le ciment, et
l'on a des *quartzites*.

Schistes. — On appelle ainsi, et roches schisteuses en
général, des roches qui peuvent se diviser er feuilles
minces comme les ardoises. Les *micaschistes* sont des
masses de quartz séparées en couches successives par
des zones de mica. Les *talcschistes* d'Elie de Beaumont
étaient considérés comme des schistes cristallins dans
lesquels le mica est remplacé par du *talc*, substance

en paillettes qui fournit une poudre savonneuse, qu'on emploie souvent pour faire glisser les gants ; mais on a reconnu que le soi-disant talc n'est qu'une variété de mica appelé *séricite* ; d'où le nom de *schistes à séricite*, que l'on donne aux *talcschistes* anciens. Les *schistes argileux* sont des espèces d'ardoises ou *phyllades* plus ou moins dures.

Argilolithes. — Ce sont des argiles bigarrées durcies, prevenant de la décomposition plus ou moins complète de certains porphyres.

Calcaires. — On appelle calcaires ou carbonates de chaux, des pierres qui peuvent donner de la chaux, par la cuisson ; qui sont attaquées et font effervescence lorsqu'on les traite par des acides, en particulier du vinaigre fort. Quand une certaine quantité de chaux est remplacée par de la magnésie, ils prennent le nom de calcaires magnésiens ; et, si les proportions de chaux et de magnésie sont équivalentes, on leur donne le nom de *dolomies*. Les calcaires, et, en général, les composés renfermant de la chaux, sont peu abondants dans les montagnes des Vosges, comme nous l'avons vu en suivant le cours de ce chapitre. Aussi, la plupart des cultures y réclament-elles des amendements calcaires, chaux, marne, plâtre, phosphates de chaux, cendres, etc.. Dans le gneiss, on trouve souvent des calcaires micacés, appelés aussi *cipolins*, et qui sont travaillés à Epinal comme marbres, en même temps que ceux de Schirmeck et de Vackenbach. Le pavé et le revêtement intérieur du bain romain à Plombières, sont formés en partie avec ces marbres.

Chapitre II.

I --- Trias vosgien.

Une portion importante du département des Vosges et, en particulier, la plus grande partie de l'arrondissement de Mirecourt, fait partie d'une époque géologique appartenant à l'ère secondaire, et qui est connue sous le nom de *trias*. Cette époque, très développée dans l'est de la France, et en Allemagne dans la Forêt-Noire, tire son nom de ses trois étages, qui sont, en commençant par le plus inférieur : le *grès bigarré*, le *muschelkalk* et les *marnes irisées*.

Les trois grands étages du trias occupent sur la surface du terrain trois zônes successives, qui enveloppent consécutivement le pied des Vosges, disposition qui est due à ce qu'elles s'enfoncent l'une au-dessous de l'autre, en plongeant légèrement du pied des Vosges vers l'intérieur de la France.

Malgré quelques enchevêtrements partiels, on ne doit pas considérer ces trois formations comme faisant réellement partie des montagnes des Vosges. On les rencontre quelquefois au milieu de ces montagnes sur le versant oriental, mais toujours dans des bassins, et à un niveau assez bas. Jamais elles n'atteignent une hauteur égale à celle des montagnes formées de roches cristallines ou de grès des Vosges, qui s'observent dans le voisinage.

II. --- Grès bigarré.

La première bande située immédiatement au bord de la région montagneuse est le *grès bigarré*. Le grès bigarré est formé de grès (1) diversement colorés, le plus souvent grisâtres ou rougeâtres, à ciment argileux ; les grains de ce quartz ou de ce sable sont fins et mêlés de grains feldspathiques et de paillettes de mica. Il renferme rarement des conglomérats comme le grès vosgien. On y trouve des petits lits d'argile employés pour la fabrication des briques et des poteries. On les emploie notamment dans l'arrondissement d'Épinal, à Rambervillers, à Autrey, à Gugnécourt, etc..

L'épaisseur de la couche de grès bigarré peut être de 60 mètres en certains points. A la partie inférieure, les bancs de grès bigarré sont épais et donnent de belles pierres de taille employées presque exclusivement aujourd'hui dans tout le département des Vos-

(1) *Pierres de sable.*

ges, à part dans quelques cantons de l'arrondissement de Neufchâteau.

Dans la partie moyenne, l'épaisseur des bancs diminue, et fournit les meules à aiguiser, dont les villes de Darney et de Bains font un grand commerce. Enfin, à la partie supérieure, ils sont encore moins épais, et se divisent facilement en plaques minces employées pour couvrir les toits dans beaucoup d'endroits, notamment dans les cantons de Darney, de Bains, de Plombières. Ces couches doivent leur fissilité à un grand nombre de paillettes de mica, qui sont constamment disposées dans le sens de la division schisteuse. Elles deviennent quelquefois très peu consistantes, et passent même à une argile bigarrée qui est employée comme terre à briques dans les environs de Rambervillers.

En France, on ne trouve le grès bigarré qu'en Lorraine, à part quelques petits lambeaux dans le département du Var. Il forme presque tout le sud du département des Vosges, dans le bassin de la Saône.

A certains endroits, Domptail, Ruaux, Aydoilles, etc., le grès bigarré est fossilifère : on y trouve quelques mollusques, entre autre la *lima striata.* Sur la surface des bancs ou des plaques minces, on remarque des empreintes de conifères, telles que le *voltzia heterophylla ;* de fougères arborescentes, telles que

l'*anomopteris mougeoti*, de prêles, telles que le *calamites arenaceus*, dont on trouve même des portions
complètes de tiges Certaines empreintes sont considérées comme produites par des gouttes de pluie, et
d'autres par des pas de reptiles gigantesques formant
le genre des *labyrinthodontes*.

Au sud du département des Vosges, se trouvent
une suite de vallées qui convergent toutes vers Dijon,
et qui sont généralement dirigées suivant l'orientation
Nord-Est, Sud-Ouest. Elles ont leur origine au pied
des monts Faucilles.

Les vallées qui se rattachent à la branche orientale
des Faucilles, dont l'axe est granitique, sont creusées
en grande partie dans le grès bigarré. Dans la plupart de ces vallées émergent des eaux thermales, telles que celles de Plombières dans la vallée de l'Eau-
gronne ; de la Chaudeau dans la vallée de la Semou-
se ; de Bains dans celle du Coney ; de Fontaine-Chau-
de dans un vallon presque parallèle, de Luxeuil dans la
vallée de Brochain ; de Chaudes-Aigues dans celle de
la Combeauté. Toutes ces eaux ont une grande analogie d'origine et de composition.

Le grès bigarré est très cultivé, ce qui trace nettement
sa limite avec le grès vosgien, lequel est couvert de
forêts de sapins. Sur certains points, il est formé par
des alluvions sableuses mêlées de quelques galets ;

mais, en général, sa partie supérieure est plus ou moins argileuse, ce qui n'arrive pas pour le grès vosgien. Le grès bigarré peut produire toutes sortes de plantes, lorsqu'il est suffisamment fumé et amendé. (1) Ce qui lui manque surtout pour former une bonne terre arable, c'est la chaux.

Voici d'après Mr Braconnier une analyse de sols formés par la décomposition du grès bigarré :

	N° 1	N° 2	N° 3
Silice	692	796	746
Alumine	172	80	181
Oxyde de fer	63	36	43
Oxyde de manganèse . .	*traces*	,,	,,
Chaux	4	6	5
Magnésie	*traces*	,,	,,
Acide phosphorique	0,6	*traces*	0,3
Acide sulfurique	0,5	0,1	1
Pertes au feu	42	79	25
Total	1000	1000	1000

(1) *On y cultive surtout le seigle, le sarrazin, la pomme de terre.*

Il donne de très bonnes prairies, qui constituent souvent de vrais modèles d'irrigation. Lorsqu'il est boisé, il renferme généralement des hêtres et des charmes ; non plus des sapins, comme le grès vosgien. Le grès bigarré est assez perméable ; mais les lits d'argile, variables de position et d'épaisseur, interposés entre les couches, occasionnent la formation de nappes d'eau très variables aussi, et à de faibles profondeurs en général. L'agriculture est très avancée dans la région du grès bigarré ; les fumiers y sont surtout l'objet de soins intelligents ; et, il est tel village (1) dont on a pu dire que les fumiers y sont mieux peignés que les jeunes filles. Les agriculteurs de la région du grès bigarré emploient beaucoup comme amendements les cendres de bois, qu'ils viennent chercher dans les régions calcaires du voisinage. Les cendres ont d'autant plus de valeur qu'elles renferment plus de phosphate de chaux. Elles seraient avantageusement remplacées par les nodules de phosphate de chaux nature, que l'on tire dans le lias inférieur de notre département : à Frenelle, Dombasle-en-Xaintois, Sandaucourt, Bulgnéville, etc.; et qui pulvérisés, puis, mélés au fumier ordinaire, donnent,

(1) *Gruey*.

à poids égal, sensiblement les mêmes récoltes que les superphosphates, comme l'a reconnu M. Grandeau, qui a opéré sur une période de 10 années.

Nota. — *On prétend que les récoltes diminuent dans les Vosges ; que les pommes de terre sont moins riches en fécule qu'autrefois, etc...*

Où trouver le remède de cet appauvrissement ? Il est probable qu'il faudrait avoir recours aux superphosphates de chaux, qui ont fait tant de bien aux terres analogues du Cheshire en Angleterre.

La chimie pourra éclairer les cultivateurs sur la valeur des cendres lessivées qu'ils achètent, et qui renferment souvent des cendres de houille, de la terre, etc..

Si elles ne renferment que 3 0/0 d'acide phosphorique, ce qui arrive souvent, et pèsent 70 kg. au plus par hectolitre, ces cultivateurs paient 3 kg. d'acide phosphorique 6 francs, c'est-à-dire 1 kg. leur revient à 2 francs, tandis qu'ils pourraient l'acheter 65 centimes sous forme de superphosphates de chaux, et de 10 à 25 centimes sous forme de nodules pulvérisés et mêlés au fumier.

L'agriculture des Vosges achète, dit-on, environ un million d'hectolitres de cendres par an. Une station agronomique qui coûterait de 8 à 10.000 francs, économiserait peut-être au département des Vosges quelques centaines de mille francs par an.

Extrait de l'ouvrage suivant :

Géologie agricole, première partie du cours d'agriculture comparée fait à l'Institut agronomique de Paris par Eugène Risler.

III. --- Muschelkalk.

Les assises supérieures de la formation du grès bigarré renferment souvent des couches peu épaisses de calcaire marneux et de dolomie, premiers rudiments d'un système de couches principalement calcaires, qui lui est superposé.

A mesure qu'on s'élève les couches sont plus rapprochées, et finissent par remplacer entièrement le grès; alors commence la formation à laquelle les géologues allemands ont donné le nom de *muschelkalk*, et que Brongniart a désigné sous le nom de *calcaire conchylien*. Le muschelkalk, bien représenté dans l'arrondissement de Mirecourt, y affleure suivant une large bande d'environ 10 kilomètres de large, ayant pour centres principaux : Dompaire, Valleroy-le-Sec, Lignéville, Dombrot-le-sec ; et qui se prolonge au sud de l'arrondissement de Neufchâteau à Lamarche, à Isches ; et au nord de l'arrondissement d'Epinal, à Pallegney, Moyemont. Le muschelkalk inférieur est surtout argileux ; il renferme plusieurs couches schisteuses avec veines de gypse. Le muschelkalk supérieur est formé de bancs de calcaire d'une couleur gris de fumée, quelquefois tout pétris de tiges d'encrines, de coquillages, d'ossements pétrifiés de sauriens, et de dents de poissons ; c'est ce qui a fait donner son nom au muschelkalk, qui veut dire en allemand, calcaire conchylien. Ces calcaires grisâtres sont séparés par des lits marneux ou argileux. Ils sont employés pour l'entretien des routes, le pavage, la construction, ou la fabrication de la chaux grasse. Les argiles sont utilisées sur plusieurs points pour les tuileries.

La base du muschelkalk calcaire est pétrie de fragments de tiges d'encrines (*encrinus moniliformis*.) Un peu plus haut, on trouve des mollusques, *ceratites nodosus, terebratula vulgaris, avicula socialis, lima striata*, etc.. Enfin, à la partie supérieure, on trouve des dents de poissons avec des ossements de sauriens, *nothosaurus, simosorus, etc*..

La partie supérieure donne des terres fortes, parfois rendues sablonneuses, grâce à des alluvions de grès bigarré. Les forêts y sont assez rares. Ces terres fortes occupent la pente des côteaux, dont le sommet est calcaire, et donnent un sol moins profond, beaucoup plus facile à cultiver.

M. Grandeau a fait l'analyse d'une terre du muschelkalk et il y a trouvé :

Eau	4,77
Matières combustibles .	4,88
Alumine et oxyde de fer .	10,88
Chaux .	0,48
Magnésie .	0,36
Potasse .	0,82
Soude .	0,06
Acide phosphorique .	0,74
Résidu insoluble dans	
les acides .	77,66
Total	100,65

On voit que c'est une terre exceptionnellement riche en acide phosphorique et en potasse. Les eaux de
pluie en la lavant ne lui ont laissé que 0,48 0/0 de
chaux, mais c'est suffisant ; et, du reste, les pierres
calcaires qui y sont mêlées, peuvent lui en rendre à
mesure qu'elles se délitent sous l'influence des gelées
de l'hiver. Les terres argileuses des vallons sont très
favorables aux prairies permanentes. Dans les autres,
tous les fourrages artificiels, le trèfle, la luzerne et
le sainfoin réussissent à merveille. L'introduction de
la luzerne, qui date du commencement de notre siè-
cle, a triplé le revenu de certaines communes du muschelkalk. Malheureusement aujourd'hui l'invasion de
la cuscute tend à diminuer considérablement le bénéfice. Il serait à souhaiter que les cultivateurs se ré-

unissent pour n'acheter que des graines de luzerne sans cuscute, contrôlées par les stations agronomiques.

La végétation spontanée est à peu près identique à celle des marnes irisées et du lias. Ces trois régions, essentiellement marneuses, constituent de bonnes terres à blé, et sont cultivées d'une manière analogue.

Les assises supérieures du muschelkalk présentent souvent une marne schisteuse grise, qu'on voit, en s'élevant, prendre une teinte verdâtre de plus en plus décidée. Bientôt la disposition schisteuse diminue, la teinte verdâtre devient plus prononcée, et est interrompue, çà et là par des taches rouges. C'est ainsi que l'on passe aux *marnes irisées* ou *keuper* des Allemands.

Dans le muschelkalk, prennent naissance un grand nombre de sources minérales sulfatées calciques, telles que celles de Martigny, de Contrexéville, de Vittel, d'Heucheloup.

Les eaux, pénétrant dans les fissures des calcaires, viennent former nappe sur les argiles inférieures. C'est là qu'on peut capter les sources.

IV. --- Marnes irisées.

La troisième partie du trias vosgien, que nous avons appelée *keuper*, *marnes irisées*, ou *terrain saliférien* est très bien représentée à Mirecourt et aux environs. Ce terrain est généralement pauvre en fossiles animaux. Son prolongement dans le département de Meurthe-et-Moselle, et dans la Lorraine annexée, fournit les salines de Varangéville, de Vic, de Dieuze, etc.. Il se compose principalement d'un grand nombre de couches marneuses et argileuses irrégulièrement colorées en rouge, en jaune verdâtre ou bleuâtre. Ces couches sont très visibles dans les tranchées du chemin de fer, près de l'Ecole normale de Mirecourt. Ce sont ces colorations diverses, qui ont fait donner à ce terrain le nom de marnes irisées. Il est à remarquer que les marnes irisées, comme les argiles en général, ont été déposées, non en pleine mer, mais à une certaine distance du rivage ; tandis que, en raison de leur poids, les sables sont restés dans le lit des fleuves, ou sur le rivage des mers. La présence du sel dans la mer, a d'ailleurs facilité singulièrement la précipitation des particules argileuses en suspension dans l'eau, car on sait que, pour clarifier les eaux troubles, on peut se servir de sels calcaires ou alcalins analogues à ceux qui se trouvent dans la mer.

A partir de Norroy, et surtout de St-Menge, les marnes irisées se développent dans les environs de Mirecourt, où toutes les collines étalent leurs bariolures.

La vallée du Madon y entre près de Valleroy-aux-Saules, pour n'en sortir que près d'Haroué. Elles constituent presque à elles seules les flancs de la val-

lée de la Moselle de Châtel à Bayon. On peut diviser
le terrain des marnes irisées en trois étages : *

1° Les marnes irisées inférieures, dont la puissance est
de 70 mètres, et qui sont constituées par un massif de
marnes versicolores, brunes, rougeâtres, bleuâtres, vio-
lacées, verdâtres, renferment d'importants amas de
gypse ou pierre à plâtre. Ce gypse est quelquefois saccharoïde et blanc, comme à Vittel ; mais souvent il devient noirâtre, comme à Gemmelaincourt, et surtout
comme à Remoncourt, où il ne peut servir qu'à la
fabrication de plâtre d'amendement. Il était encore
exploité il y a quelques années, à Estrennes et à
Poussay. Il serait bon d'encourager la fabrication
du plâtre d'amendement, si utile aux prairies ar-
tificielles, et si nécessaire pour absorber l'ammoniaque qui se dégage des fumiers en fermentation,
sous forme d'un sel appelé sesquicarbonate d'ammoniaque. (Depuis longtemps, un cultivateur distingué de
cette région, M. Georges, de Ravenel, répand du plâtre
sur ses engrais, et même du sulfate de fer ou couperose
verte, destiné à absorber l'hydrogène sulfuré, gaz ayant
l'odeur des œufs pourris, et nuisible à la respiration des
hommes et des animaux.) Cette pratique, qui s'effectue
en délayant du plâtre dans une dissolution de couperose
verte, fournit d'ailleurs un amendement excellent,
surtout pour les vignes. C'est dans les marnes irisées

inférieures qu'on trouve souvent du sel. A Dieuze et à Varangéville, chaque gisement de sel parait former une vaste lentille, composée de couches plus ou moins épaisses, séparées par des lits marneux. Dans la région vosgienne, il existe une source salée à Bettoncourt, et une autre à Saint-Menge. On a d'ailleurs trouvé du sel dans cette dernière localité, en creusant un puits pour la recherche du lignite. On y trouve aussi du quartz parfaitement cristallisé. Les marnes irisées inférieures se relient insensiblement au muschelkalk par des argiles marneuses grisâtres, schisteuses, qui se présentent en lits minces ; c'est ce qu'on voit très bien près de Remoncourt.

2º Les marnes irisées moyennes, dont l'épaisseur peut atteindre 30 mètres à Mirecourt, comprennent à leur partie inférieure, une couche appelée couche des grès moyens, renfermant des empreintes végétales, et formée d'un gros banc bariolé, exploité entre Mirecourt et Mattaincourt, non loin du bâtiment renfermant la machine à vapeur affectée à l'élévation de l'eau d'alimentation de la gare de Mirecourt. Sous ces grès, règne une couche de lignite, dont l'épaisseur ne dépasse pas un mètre, qui est actuellement exploitée à Gemmelaincourt, et qui l'a été autrefois à Saint-Menge, à Norroy et à Bulgnéville.

A leur partie supérieure, se trouve une couche,

connue aussi sous le nom de *dolomie moyenne*, renfermant une série de lits d'un calcaire magnésien compacte, ayant la composition chimique de la dolomie. Il est quelquefois feuilleté, et sert à couvrir les toits. Il est blanchâtre ou rougeâtre, sans fossiles, faisant difficilement effervescence avec les acides. Cette dolomie donne une chaux assez bonne, et sert constamment de mœllon aux environs de Mirecourt. On l'emploie aussi, concurremment avec la pierre bleue du lias inférieur, (calcaire à gryphée arquée) pour l'empierrement des routes ; mais elle a l'inconvénient de former une boue épaisse par le délaiement de l'argile qu'elle contient. On a pu parfois, à cause de la finesse de son grain, l'employer comme pierre lithographique, et même comme marbre d'ornement, en choisissant les échantillons veinés de rouge.

Dans le jardin du café de Lorraine, à Mirecourt, il existe une table qui en représente un très bel échantillon. La présence de la magnésie dans les marnes irisées, n'est pas étrangère à la fertilité des terrains des environs de Mirecourt au point de vue de la culture du blé. On remarque en effet, que les bonnes terres à blé sont riches en sels magnésiens, et l'expérience a démontré que la magnésie accompagne constamment l'acide phosphorique dans les graines des céréales.

3º Les marnes irisées supérieures sont des marnes bariolées, mais spécialement couleur lie de vin. Elles sont schisteuses à la base, se délitent à l'air, et se résolvent en fragments anguleux ; ce qu'on observe très bien au Haut-de-Chaumont, près de Mirecourt, où elles ont une épaisseur d'au moins 30 mètres. Au-dessus de ces marnes durcies, couleur lie de vin, viennent des marnes verdâtres, puis des grès verdâtres manganésifères, passant insensiblement à la couleur jaunâtre qui caractérise le grès infraliasique. On trouve quelquefois dans les marnes irisées supérieures des bancs de dolomie caverneux, à texture grossière.

Comment peut-on interpréter la formation du terrain des marnes irisées ? On ne peut l'attribuer qu'à l'évaporation de grandes quantités d'eau de mer dans des golfes, que des dunes ou des cordons littoraux venaient ensuite séparer de la haute mer à des moments donnés. Le premier sel qui se dépose est le carbonate de chaux ; puis vient le sulfate de chaux ; puis le sel ordinaire, ou chlorure de sodium ; puis la polyhalite, ou sulfate triple de chaux, de magnésie et de potasse ; puis le chlorure de magnésium ; puis les différents bromures et iodures. Si l'évaporation n'est pas complète, les bromures et les iodures peuvent ne pas se déposer ; c'est ce qui a eu lieu dans les bassins de sel gemme, comme celui de Dieuze. En résumé, les marnes irisées se sont déposées dans de vastes lagunes communiquant plus ou moins périodiquement avec la mer, et recevant des fleuves, des rivières et des torrents plus ou moins boueux. J'emprunte à l'excellent article de M. le docteur Bailly, de Bains, publié par le *Bulletin de la Société de géographie de l'Est*, (1880, 3e et 4e trimestres) et intitulé : *le Pays des Faucilles et du grès bigarré*, l'appréciation suivante, qui caractérise bien la région des marnes irisées, au point de vue pittoresque, comme au point de vue agricole :

« La région des marnes irisées est livrée presque entièrement à l'agriculture.

« Si la terre est assez fertile, elle est difficile à cultiver ; elle est grasse, compacte et nécessite 6 à 8 chevaux à un attelage de charrue. Aussi, les habitants sont-ils laborieux, et généralement dans l'aisance ; (1) ils ont peu de chose à importer ou à exporter, trouvant chez eux les principaux produits de consommation : bois, vin, viandes, céréales, légumes et fruits.

« Les communes sont rapprochées, de peu d'importance, mais bien agglomérées. La contrée, où prennent naissance plusieurs affluents de la Moselle et de la Meuse, est à un niveau assez élevé ; cependant,

(1) *Ceci n'est plus vrai quant à l'aisance.*

les accidents de terrain sont adoucis, les vallées plates, et les coteaux ondulés.

« L'assolement triennal a fait partager les champs en grandes sections, d'un aspect uniforme, sans verdure et sans agrément. C'est parmi ces campagnes vulgaires, que le Madon promène ses eaux lentes et troubles ; sa jonction avec la brillante Moselle, paraît sembler une union mal assortie. »

Cette esquisse de la physionomie du sol de la région des marnes irisées, indique suffisamment que la nature de la végétation est sensiblement différente de celle de la partie montagneuse des Vosges, des Vosges proprement dites, pays du granite, du grès vosgien ou du grès bigarré. La flore spontanée, comme la flore cultivée, sont à peu près identiques à celle du muschelkalk et même à celle du lias.

Voici d'après M. Grandeau, l'analyse d'une terre végétale du keuper, de fertilité moyenne :

Eau	5,40
Matières combustibles	9,40
Alumine et oxyde de fer	3,55
Chaux	0,18
Magnésie	0,21
Potasse	0,19
Soude	0,09
Acide phosphorique	0,07
Résidu insoluble dans les acides	81,58
	100,67

On voit que la composition chimique de la plupart de ces terres est assez bonne, quelques-unes contiennent trop peu d'acide phosphorique. Les cultivateurs de cette région ont donc grand tort de vendre leurs cendres.

Les plantes fournissant des graines volumineuses sont très développées dans les marnes irisées : c'est pourquoi on y trouve une grande variété de graminées, cultivées et spontanées. On y trouve aussi beaucoup de légumineuses, luzernes, vesces, etc. ; dont plusieurs, telles que *medicago maculata, apiculata, vicia gracilis, lutea, lathyrus aphaca* et *tuberosus,* y croissent spontanément, et sont particulières à cette région. Toutefois, les coteaux sablonneux des grès moyens, et les plateaux du grès infraliasique, ont une végétation qui ressemble jusqu'à un certain point, à celle du grès bigarré. C'est ainsi qu'on remarque dans les environs de la ferme-école du Beaufroy, le *sarothamnus scoparius,* vulgairement appelé genêt à balai ; le *vaccinium myrtillus,* arbrisseau portant les myrtilles ou airelles ; le *pteris aquilina* ou fougère impériale, si employé, dans les Vosges comme litière, etc. .

Enfin, dans les localités où se trouvent des sources salées, poussent des plantes du littoral de la mer, telles que l'*alsina marina,* le *salicornia herbacea,* etc.

V. — Explication des principaux termes employés dans ce chapitre.

———

Phosphates. — On appelle phosphate de chaux un minéral qui a une composition analogue à celle des os des animaux. Comme le phosphate de chaux naturel n'est soluble qu'à la faveur des acides, notamment de l'acide carbonique, on comprend que, sous la forme de nodules, il soit peu assimilable. On obtient une assimilation plus rapide en traitant au préalable les phosphates naturels pulvérisés, par l'acide sulfurique, ce qui les transforme en ce qu'on appelle les superphosphates. La poudre de superphosphate est un mélange de plâtre, de phosphate acide de chaux soluble dans l'eau, d'un peu de phosphate neutre soluble dans le citrate d'ammoniaque, et de phosphate tribasique ou naturel non attaqué. Elle a d'autant plus de valeur commerciale, qu'elle indique à l'analyse une plus grande quantité d'acide phosphorique soluble.

Marnes. — On appelle marnes des argiles renfermant de notables proportions de carbonate de chaux, et qui sont souvent employées comme amendement, surtout dans les terrains sablonneux.

Lignites. — On appelle lignites des variétés de charbons de terre plus modernes que la houille, et formées par des plantes n'ayant pas encore atteint le degré de fermentation qui caractérise la houille.

CHAPITRE III.

1 --- Période jurassique.

La période jurassique, qui doit son nom aux montagnes du Jura où elle a été bien étudiée depuis longtemps, est caractérisée par l'apparition de fossiles différents de ceux du trias, et appartenant quelquefois à des groupes nouveaux. Parmi les plus importants, je citerai des mollusques céphalopodes, appelés *ammonites et bélemnites* ; des reptiles volants, les *ptérodactyles* ; des reptiles nageurs, les *ichthyosaures*, les *plésiosaures*, etc. De plus, les tiges d'encrines pentagonales commencent à apparaître.

La végétation fossile ne diffère pas beaucoup de celle du trias ; on y trouve surtout des conifères, des cycadées, des fougères, des prêles.

Une chose à remarquer dans la série des assises de la période jurassique, c'est qu'on a une alternance presque régulière de marnes et de calcaires, ou de marnes et de grès ; les marnes, facilement enlevées par les eaux, ont donné lieu à des vallées, ou bien ont recouvert les flancs en pente douce des collines, tandis que les calcaires ont constitué les plateaux.

La période jurassique peut être divisée en deux
terrains : le *lias* ou jurassique noir, et l'oolithe ou jurassique brun. (1) Voici le tableau des étages du jurassique des Vosges :

Lias
{
Grès infraliasique ou assise à avicula
contorta.
Lias inférieur.
Lias moyen.
Lias supérieur.
}

Oolithe
{
Inférieure, (bajocien, bathonien.)
Moyenne, (callovien, oxfordien, corallien.)
Supérieure, (kimméridgien.)
}

II --- Lias.

Grès infraliasique.

On ne saurait trouver un horizon géologique mieux prononcé, plus facile à saisir que
celui du *grès infraliasique* ; il se produit avec
les mêmes caractères minéralogiques, et avec une
constance remarquable à la partie supérieure du keuper, partout où ce dernier est recouvert. On y rencontre souvent des dents de poissons et des débris végétaux. J'ai trouvé une couche de feuilles pouvant

*L'oolithe est brune jusqu'à l'oxfordien, et blanche
à partir de cet étage.*

avoir 30 ou 40 centimètres d'épaisseur dans le talus du nouveau chemin vicinal, non exploité, de Villers à Gircourt-les-Viéville, à environ 300 mètres de Villers, dans le bois du bas des Souches, sur le grès infraliasique bien caractérisé.

Les bancs inférieurs du grès infraliasique, souvent schisteux, passent insensiblement aux marnes irisées durcies, couleur lie de vin. Ce grès quartzeux est blanc quand il est pur. Il est généralement peu consistant, et se réduit facilement en sable, qu'on emploie beaucoup pour les constructions dans les cantons de Vittel et de Châtenois, (sable de Gironcourt). Il est pourtant compacte à Saint-Ouen, et peut fournir des pierres de taille.

Autrefois, il était très recherché par les verriers. Ce grès prend souvent une teinte jaunâtre plus ou moins prononcée.

Le grès infraliasique est perméable à l'eau, soit par sa nature même, soit à cause des nombreuses fissures dont il est traversé. Il résulte de là que ses surfaces de superposition aux marnes irisées, sont indiquées par des sources quelquefois nombreuses, et qui exercent une influence favorable sur la végétation des prairies, lorsqu'elles sont bien irriguées (1).

(1) *Lorsque la véronique, (beccabunga) ainsi que*

Ce terrain est fréquemment couvert de bois, ce qui entretient les sources et les régularise ; aussi, dans l'intérêt de l'agriculture, il faut bien se garder de les défricher. Le bois du Four, le bois de Haye, le bois de la Voivre sont les principaux de ces bois situés sur le grès infraliasique, et qui régularisent les sources de Ravenel, Thiraucourt, Remicourt, Offroicourt, Gemmelaincourt, etc.

Lias inférieur.

Au-dessus du grès infraliasique, on trouve le lias inférieur proprement dit, qui débute dans les Vosges par le calcaire à gryphées arquées, dont les principaux fossiles sont : la *gryphée arquée*, qui se trouve souvent en amas considérables sur les plateaux du lias inférieur des environs de Mirecourt ; la *lima gigantea* et l'*ammonites bisulcatus*.

Ce calcaire bleu fait beaucoup d'effervescence avec les acides, et donne une excellente chaux hydraulique. Les calcaires à gryphées arquées forment souvent des plateaux très étendus à profils rectilignes : au-dessus de

le cresson, croissent dans les sources ou les ruisseaux, on peut être certain que l'eau est bonne pour l'irrigation, qui laisse à désirer dans cette région.

Poussay, entre Baudricourt et Juvaincourt, au-dessus de Mirecourt sur les territoires de Villers, de Vrovile et d'Ahéville. Ces plateaux sont terminés par des pentes fortes, qui présentent de petits affleurements du grès infraliasique.

Le sommet de cette assise, formé également de calcaires bleus, renferme un gisement considérable de nodules de phosphate de chaux très riches en coquillages, et situés à une faible profondeur. Ils sont très exploités dans presque toute la longueur de la bande du lias inférieur qui va du sud de Nancy à Chalindrey. Ils sont très riches et renferment jusqu'à 69 pour cent de phosphate de chaux, correspondant à 32 pour cent d'acide phosphorique. (1) Ces nodules phosphates se trouvent toujours à la partie supérieure du calcaire à gryphée arquée. Sur ce calcaire bleu il y a des argiles d'alluvion contenant du fer hydroxydé, et dans lesquelles se trouvent es nodules. Dans l'origine, on a pris ces phosphates pour des coprolithes ou excréments des grands sauriens du lias. Mais, si l'on observe qu'il n'y a point de phosphate de chaux pulvérulent dans les argiles rouges, et que les nodules sont plus riches au-dessus de la couche qu'au

(1) *Leur composition se rapproche assez de celle des os des animaux.*

dessous, on reconnaîtra que cette hypothèse est inadmissible. Voici comment on explique aujourd'hui leur origine : les calcaires du lias, et en général tous les **calcaires, excepté** les calcaires à polypiers, **renferment du phosphate de chaux** en plus ou moins grande quantité. Or, le calcaire pur ou carbonate de chaux, est très **soluble** dans l'eau chargée d'acide carbonique, et le phosphate de chaux l'est très peu. Les eaux souterraines chargées d'acide carbonique ont donc enlevé petit à petit le carbonate de chaux et ont laissé le **phosphate de chaux**. La nature légère et poreuse des **nodules phosphatés** donne beaucoup de crédit à cette hypothèse. Les fossiles, d'abord minéralisés avec la pierre bleue du lias, sont aussi transformés de la même manière ; ce qui le prouve, c'est qu'à l'intérieur on trouve quelquefois la pierre bleue, et à l'extérieur seulement le phosphate de chaux.

Les eaux ont souvent entraîné les nodules en certains points, où ils se trouvent assez abondants pour **être exploités.**

J'ai expliqué dans le second chapitre, le mode d'emploi des nodules ; ce que l'on entend par **superphosphates.** Malheureusement, dans notre département, on utilise peu ces précieux amendements. Les nodules phosphatés sont généralement achetés par les Anglais, transportés en Angleterre, et transformés en superphosphates, très appréciés par les cultivateurs d'Outre-Manche. Toutefois, une notable proportion de ces superphosphates rentre en France, achetée par les agriculteurs des régions où se pratique la culture intensive, comme dans les départements des environs de Paris où l'on récolte la betterave à sucre.

Nous devons maintenant nous poser les questions suivantes :

1º N'y a-t-il pas d'inconvènient pour la fertilité d'un champ à laisser enlever les phosphates qni sont dans le sous-sol ?

2º N'y a-t-il pas dans notre région ou dans une région très voisine, certains terrains qui utiliseraient merveilleusement les phosphates ?

A la première question on peut répondre qu'il y a du phosphate de chaux dans les calcaires de notre région, et que la terre provenant de leur désagrégation en renferme en général une quantité suffisante sous forme de poudre impalpable, c'est ce qui fait la fertilité du sol, surtout au point de vue du blé. Oui, mais les argiles rouges dans lesquelles on trouve les nodules phosphatés, ne renferment pas du tout de phosphate pulvérulent, de sorte qu'après l'enlèvement des nodules, le sous-sol sera nécessairement appauvri, et le sol lui-même pourra s'en ressentir plus tard. (1)

Pour répondre à la seconde question, je ferai remarquer que le phosphate de chaux convient surtout aux terres blanches crayeuses et aux terrains sablonneux ou granitiques. Or, nous avons près de nous, dans les montagnes des Vosges, des terres formées presque exclusivement de granite désagrégé, de grès vosgien, qui est du sable presque pur, de grès bigarré, qui est formé de sable argileux, et pour lesquelles les phosphates vaudraient au moins les cendres pour la culture des céréales. Comme les céréales ne rapportent qu'un faible bénéfice, on n'aurait peut-être pas beaucoup d'intérêt à acheter des superphosphates pour amender les sols maigres qui les produisent, mais on aurait à coup sûr avantage à employer les phosphates naturels, bien pulvérisés et mêlés au fumier de ferme. Qu'on fasse l'essai dans la vallée de la Moselle, celle de la Vologne, celle de la Moselotte, qui sont reliées directement à Mirecourt par la voie ferrée.

Il faut bien se persuader ceci : toutes les fois que l'acide phosphorique manque à un sol, l'abondance du

(1) *M. Aimé Girard, dans son cours au Conservatoire des Arts-et-Métiers attribue la stérilité actuelle de l'Egypte et de l'Asie-Mineure, au manque d'acide phosphorique dans le sol. Ces contrées, au-*

fumier ne supplée en rien aux phosphates. Dans les montagnes des Vosges, les phosphates agiraient à la fois par leur chaux et par leur acide phosphorique.

Les phosphates peuvent aussi convenir aux terrains tourbeux ou fraîchement déboisés.

Comme on le voit par l'analyse suivante :

Terre du lias lorrain par M. Grandeau.

Eau	5,70
Matières combustibles	41,00
Alumine et oxyde de fer . . .	1,30
Chaux	0,09
Magnésie	0,41
Potasse	1,13
Soude	0,40
Acide phosphorique	0,21
Résidu insoluble dans les acides .	50,00
	100,24

Les marnes du lias inférieur constituent une bonne terre à blé, car elles enferment à l'état pulvérulent beaucoup de potasse, de phosphate de chaux et de calcaire magnésien.

trefois tres fertiles, nourrissaient beaucoup d'hommes et d'animaux, qui, par suite de guerres lointaines, d'émigration, de famines, sont disparus successivement, et ont laissé leurs ossements dans

Leur fertilité est généralement supérieure à celle des marnes irisées. Elles peuvent fournir de bons pâturages au sujet desquels M. Risler s'exprime ainsi dans son cours de Géologie agricole :

« Les Lorrains s'obstinent à faire du blé dans les marnes du lias ; ce blé leur coûte très cher, et ne peut pas supporter la concurrence de ceux d'Amérique, puisqu'il faut, pour le produire, préparer les terres par une jachère, qu'on laboure 3 fois avec des charrues attelées de 4 bêtes. (1) Ils feraient bien mieux de laisser pousser cette mauvaise herbe qu'ils cherchent en vain à détruire ; ils devraient au contraire l'aider à pousser, et en semer davantage ; ils obtiendraient ainsi, comme dans le Charolais et le Nivernais, de riches herbages, et leur agriculture, au lieu de souffrir, serait prospère. »

Lias moyen.

Le lias moyen débute par un puissant massif de marnes quelquefois feuilletées, bleuâtres ou ocreuses, contenant souvent, notamment à Châtenois, des

d'autres pays, ou bien ont été enfouis sous d'épaisses couches de diluvium.

(1) Ce qui paraîtrait donc avantageux dans cette région, ce serait de remplacer petit à petit les chevaux par les bœufs.

ovoïdes ferrugineux et des lits calcaires. Elles servent à faire des tuiles à Morville.

Les ovoïdes sont des boules d'argile calcaire, de la dureté de la pierre, portant en saillie certaines lignes qui les font ressembler plus ou moins à des crânes, et qui renferment souvent à leur intérieur des cristaux de différentes substances. On y trouve l'*ammonites margaritatus*, la *gryphœa cymbium*, la *belemnites clavatus*, etc. Les bélemnites sont souvent si abondantes dans les calcaires, que M. de Billy a cru devoir en faire une assise connue sous le nom de *calcaires à bélemnites*.

Le lias moyen se termine par les grès *médio-liasiques*, couche de quelques mètres de calcaires sableux renfermant la *rhynchonella tetraedra*, la *plicatula spinosa*.

Le lias moyen forme une bande parallèle au lias inférieur et passant par Blèmerey, Chef-haut, Châtenois, Morville, Médonville, etc.

Lias supérieur.

Le lias supérieur débute par des schistes grisâtres foncés, passant quelquefois à des calcaires brunâtres qui exhalent au coup de marteau une odeur bitumineuse ; ce sont les mêmes qu'on appelle à Nancy *schistes cartons*.

Au-dessus, on trouve une puissante couche de

marnes feuilletées et d'argiles de couleur foncée. Enfin, tout au-dessus, on trouve le prolongement de la couche du minerai de fer qui est exploitée sur une grande échelle dans tout le département de Meurthe-et-Moselle. Mais cette couche ne présente dans les Vosges que des épaisseurs négligeables au point de vue industriel. Vouxey, Rouvres-la-Chétive, Beaufremont, sont les principaux points de la bande étroite du lias inférieur vosgien.

Bien que le lias appartienne à la période jurassique, on peut le réunir au muschelkalk et aux marnes irisées au point de vue de la végétation, dont nous avons donné le caractère à la fin des marnes irisées.

III. — Oolithe.

La limite supérieure des marnes liasiques ne saurait donner lieu à la moindre hésitation, puisque les roches qui les recouvrent sont des calcaires oolithiques parfaitement caractérisés, présentant généralement l'aspect de falaises verticales de un ou plusieurs mètres de hauteur. Le nom de calcaires oolithiques tient à ce qu'ils sont souvent formés de petits grains appelés oolithes et ressemblant à des œufs de poissons.

Le minerai de fer, qui est immédiatement au-dessous de ces calcaires oolithiques, n'a qu'une épaisseur très faible dans les Vosges, le minerai de Lorraine se terminant, au point de vue de l'exploitation, aux anciennes minières de Maconcourt, où il n'a plus que 4 mètres d'épaisseur.

Oolithe inférieure.

Bajocien. — Le bajocien est représenté surtout par des calcaires oolithiques jaunâtres ou rougeâtres, auxquels d'innombrables restes d'encrines donnent souvent l'apparence lamellaire. Peu riche d'ailleurs en fossiles, la base de l'oolithe inférieure a été détruite en grande partie par les dislocations du terrain. Il suffit pour s'en convaincre de jeter les yeux sur la carte géologique de de Billy, ou sur la nouvelle carte géologique au $\frac{1}{80,000}$ publiée par l'administration des mines, pour y observer les lambeaux épars de la côte de Sion, de Maconcourt et de Vicherey, de la côte Saint-Jean près Dommartin, de Vouxey, de Beaufremont, de la Mothe, etc.

Le bajocien contient à son sommet une subdivision fort importante dans le département de Meurthe-et-Moselle : je veux parler du calcaire à *polypiers* à tranche saccharoïde, qui constitue la pierre de taille de Crépey, et qui est caractérisé par de nombreux restes organiques, entr'autres le *pecten pumilus* et des polypiers du groupe des *isastrées*. Cette subdivision est représentée dans les Vosges près de Pompierre, de Jainvillotte, de Villars, et de Notre-Dame-de-l'Etanche.

Bathonien. — Le bathonien débute dar des marnes et des calcaires renfermant un oursin appelé *clypeus ploti* ; puis vient la grande oolithe, laquelle constitue une bande irrégulière qui traverse la ville de Neufchâteau suivant une direction à peu près S. O. - N. E.

Les couches, d'une couleur claire, présentent des oolithes moins fortement caractérisées que celles de l'oolithe inférieure, et sont souvent exploitées comme pierres de taille. Mais elles sont gélives à cause des lits minces d'argiles qu'elles renferment.

Enfin, à la partie supérieure, on trouve des marnes avec *ostrea costata*. Les couches les plus élevées sont jaunâtres, quelquefois terreuses, et contiennent de nombreux fragments de coquilles.

Auprès de Liffol-le-Grand, ces calcaires, devenus oolithiques, renferment de nombreux débris d'encrines et de pointes d'oursins. Ils sont généralement en bancs peu épais, qui deviennent très minces vers le haut, et constituent la dalle oolithique blanche, appelée aussi dalle nacrée, (1) et employée autrefois

(1) *Dalle oolithique blanche de Mr Wohlgemuth, et dalle nacrée de Mr Douvillé.*

sous le nom de lave, pour couvrir les toits aux environs de Liffol-le-Grand. Elle forme tout le plateau situé entre Neufchâteau et Martigny-les-Gerbonvaux.

Oolithe moyenne.

Callovien. — Le callovien n'est représenté dans notre département que par quelques mètres d'une marne jaune d'ocre avec une proportion variable d'oolithes ferrugineuses. On en tirait jadis des minerais de fer aux environs de Liffol-le-Petit et de Près-sous-Lafauche. Le callovien renferme aussi quelquefois des dalles oolithiques, mais elles sont ferrugineuses.

Oxfordien. — La partie inférieure de l'oxfordien est formée d'argiles bleuâtres avec cristaux de gypse et fossiles dorés constitués par de la pyrite jaune. On y trouve abondamment la *belemnites hastatus.* Ces argiles servent à faire des tuiles près de Coussey et de Jubainville.

La partie supérieure est formée par des calcaires argileux, généralement grisâtres, peu continus. On y trouve des portions qui deviennent siliceuses, surtout au sommet. (1) On y rencontre souvent des ovoïdes

_____

(1) *Souvent les fossiles ne sont recouverts que d'une couche superficielle de silice, de sorte que la coquille, après avoir été soumise à l'action d'un*

contenant des fossiles, et qui ont reçu le nom de chailles. Au fort de Bourlémont, ces ovoïdes renferment de la calcédoine.

Les principaux fossiles de l'oxfordien supérieur sont : la *rhynchonella thurmanni*, la *pholodomya exaltata*, la *gryphœa dilatata*.

Les argiles oxfordiennes donnent lieu à des sources nombreuses, qui en indiquent la place au pied des coteaux situés à l'ouest de Neufchâteau, dans la vallée de la Saônelle, et le long des collines qu'on laisse à gauche quand on se rend à pied de Neufchâteau à Toul.

Corallien. — Tous les coteaux que nous venons de désigner comme étant à l'ouest d'une ligne droite tracée de Toul à Neufchâteau, ceux qui encaissent la vallée de la Meuse auprès de Domremy-la-Pucelle, et au delà des confins du département des Vosges, sont recouverts par des calcaires avec madrépores ; ils sont cristallins et de couleur claire ; ils renferment des débris d'oursins détachés de leurs aspérités. Ces calcaires coralliens dominent sur les plateaux entre la Saônelle et l'ancienne ville romaine de Grand, et vont disparaître auprès de Gondrecourt dans la Meuse.

acide, qui dissout le carbonate de chaux, se réduit à une pellicule si mince qu'elle est diaphane.

Les plateaux couverts de calcaires coralliens sont incultes ou plantés de forêts.

Kimméridgien. — Le Kimméridgien n'est représenté dans le département des Vosges que par les calcaires à astartes qui reposent sur des marnes exploitées pour les tuileries de la vallée de la Meuse, dans le département de ce nom ; à Bréchainville dans les Vosges ; et qui sont représentés à Allianville, Trampot, Chermisey, Avrainville, etc.

Voici plusieurs analyses de calcaires oolithiques, qui indiquent assez peu de richesse en potasse et en acide phosphorique pour qu'on puisse affirmer que les cendres et les phosphates de chaux seraient très utiles commme amendements.

Grouine de l'oolithe inférieure par M. Braconnier:

Silice	9,00
Alumine	3,20
Oxyde de fer	1,20
Chaux	47,90
Magnésie	0,20
Acide phosphorique . .	0,10
Perte au feu	38,40
	100,00

Calcaire à chailles (oxfordien) par M. Braconnier:

Silice 30
Alumine 4
Oxyde de fer 10
Chaux 526
Magnésie 1
Acide phosphorique . 3
Perte au feu 418
—————
1000

Analyse d'un calcaire de l'oolithe moyenne par MM. Fehling et Schramm:

Carbonate de chaux . . . 87,99
Carbonate de magnésie . 1,37
Alumine 1,21
Oxyde de fer 3,05
Potasse 0,02
Soude 0,01
Acide phosphorique . . . 0,77
Résidu insoluble 4,92
—————
99,34

En allant des montagnes des Vosges vers Paris, nous trouvons une suite de falaises marquées par des pentes raides, et formant autant de remparts naturels à franchir pour pénétrer dans l'intérieur du bassin parisien. Ces pentes raides sont produites par la succession des couches du terrain jurassique légèrement inclinées vers Paris, et toujours surmontées par des calcaires ; les argiles et les marnes formant les coteaux en pente douce et les vallées.

Avec la région granitique, celle du calcaire oolithique est sans contredit la plus riche des Vosges au point de vue de la variété des espèces végétales.

Les orchidées, les renonculacées, les légumineuses, etc ; y sont surtout brillamment représentées.

Les orchidées n'aiment pas, en général, les terrains cultivés ; aussi, en trouve-t-on de belles espèces spéciales aux coteaux incultes de l'oolithe ; tels sont : les ophrys mouche, abeille, frelon, araignée : le sabot de la vierge. (*Cypripedium calceolus*)

Les renonculacées propres à l'oolithe sont principalement : les anemones hépatique, sauvage et pulsatille ; les pigamons fluets des bois (*thalictrum*). Les légumineuses particulières à la même région sont des trèfles, des orobus, des vesces, etc.

Citons encore comme plantes caractéristiques des terrains oolithiques, le cornouiller mâle, le joli bois à feuilles de laurier, le cerisier de Sainte-Lucie, des laitues sauvages, l'euphraise jaune, etc. Enfin, disons que certaines plantes, qui croissent en général dans tous les terrains calcaires, comme le sainfoin, le coquelicot, s'y développent beaucoup plus que dans les autres régions calcaires du département des Vosges.

Dans cette région, la culture est très variée : l'assolement triennal n'est plus la règle unique comme dans celles des marnes ; et les cultivateurs comprennent que la production du blé ne doit plus être le but

essentiel de l'agriculture. Les terres sont généralement moins fortes que celles du lias ou des marnes
irisées. Les plateaux calcaires sont incultes ou couverts de forêts. (1)

IV. --- Explication des prin-cipaux termes contenus dans ce chapitre.

Ammonites. — Les ammonites étaient des mollusques céphalopodes, c'est-à-dire dont la tête était
pourvue de bras.

Elles vivaient dans une coquille circulaire enroulée
en spirale dans un même plan, et divisée en une
série de cavités. Le corps de l'animal n'occupait que
la plus extérieure de ces cavités de la coquille, les
autres étant vides. Un tube traversait toutes ces cavités en partant de la première. Ce tube avait pour
objet de rendre l'animal plus léger ou plus lourd.
L'ammonite pouvait, à volonté, introduire de l'eau

(1) *Lorsque la quantité de pierres est trop consi-*
dérable pour rendre la culture rémunératrice, il
serait à souhaiter que nos plateaux oolithiques fus-
sent transformés en forêts, dont l'utilité sous tant
de rapports est maintenant bien démontrée.

dans ce conduit ou l'en expulser, ce qui lui donnait le moyen de s'élever au-dessus de l'eau ou de descendre dans ses profondeurs. Le nautile de nos jours est pourvu de la même organisation ; c'est l'animal qui rappelle le mieux l'ammonite des temps géologiques. L'ammonite flottait d'ordinaire à la surface des eaux : c'était, comme le nautile, un esquif animé.

On ne retrouve des ammonites que les coquilles, dont les cavités sont remplies par de la pierre.

Les *cératites* du trias n'étaient que des ammonites imparfaites.

Bélemnites. — Les bélemnites, connues dans les campagnes sous le nom de pierres du tonnerre, quilles, sont de petits corps cylindriques, effilés en pointe, et terminés à l'autre bout par un godet conique ; dans cette alvéole s'emmanchait l'un des bouts d'une lame appelée l'osselet, dont l'autre bout était élargi en spatule. On a pu restaurer jusqu'à un certain point cet animal, qui était un mollusque céphalopode analogue aux seiches de nos mers actuelles, c'est-à-dire, muni d'une poche à encre, et de 10 bras portant des ventouses.

La bélemnite commune, le fossile que l'on trouve, qui est le rostre du mollusque, était donc une partie interne destinée à le protéger contre les chocs, dans sa marche rétrograde.

Gryphées (*gryphœa*). — Les gryphées étaient des mollusques lamellibranches comme les limes (*lima*), les peignes (*pecten*), les huîtres (*ostrea*), les moules *mytilus*), les plicatules (*plicatula*), les pholadomyes (*pholadomya*), les avicules (*avicula*). Voir les cours de zoologie.

Térébratules, *(terebratula)*. — Les térébratules sont des mollusques brachiopodes, comme les rhynchonelles (*rhynchonella*).

Encrines. — Les encrines sont des échinodermes appartenant à la classe des crinoïdes. Les crinoïdes ont pour forme générale une espèce de coupe ou de calice soutenu par une tige calcaire. Il n'en existe plus aujourd'hui qu'un petit nombre de formes, dont une des plus connues est la comatule de la Méditerrannée. Un certain nombre ont une tige pentagonale, telles sont les pentacrines du lias inférieur. Certains calcaires, appelés calcaires à entroques, sont tout pétris de fragments de tiges d'encrines.

Oursins. — Les oursins sont des échinodermes globuleux, plus ou moins hémisphériques, couverts de piquants.

Polypiers. — Les polypiers sont les corps solides pierreux, qui forment l'axe de la plupart des coralliaires, classe de l'embranchement des cœlentérés, qui constitue presque entièrement les récifs.

Pyrite. — La pyrite ordinaire, appelée aussi or

des ânes, est un sulfure de fer qui a la couleur du laiton, qui est cristallisé en cubes ou en formes dérivées du cube, et qui est très répandu dans la nature. Elle fait feu au briquet.

Dans les mines de lignite des marnes irisées (Gemmelaincourt, Saint-Menge, Norroy), on trouve une variété de pyrite de fer, appelée pyrite blanche, qui a la propriété de se déliter à l'air, et de s'oxyder en se transformant en sulfate de fer ou vitriol vert. C'est elle qui, sous l'influence de la chaleur, donne l'odeur sulfureuse, et laisse les cendres rouges qui caractérisent les lignites des environs de Mirecourt. On la trouve quelquefois sous forme de boules à structure fibro-radiée.

Calcédoine. — La calcédoine est une variété de quartz d'un blanc plus ou moins laiteux, un peu translucide. Elle renferme des variétés colorées.

Chapitre IV

I --- Terrains de transport.

Avec l'étage supérieur de l'oolithe, finit la série régulière des terrains stratifiés du département des Vosges.

La période crétacée et l'ère tertiaire n'y sont pas représentées.

On a pu remarquer, en suivant cette notice, qu'à partir du grès bigarré, tous les terrains sont superposés les uns aux autres en stratification concordante ; et que les vallées ouvertes dans ce grès se poursuivent souvent jusque dans les terrains beaucoup plus modernes, indiquant cette concordance d'une manière continue.

Il résulte de là, que les fractures auxquelles un grand nombre de vallées doivent leur origine, ont eu lieu après le dépôt des terrains les plus récents, sans quoi nous verrions ceux-ci reposer en stratification discordante sur des couches dérangées par les dislocations antérieures.

Il est probable que les commotions datent de l'ère tertiaire ; car, si les terrains tertiaires ne sont pas représentés dans les Vosges, il y a néanmoins lieu de croire que notre contrée a été ébranlée durant cet âge ; et que le petit groupe d'ilôts basaltiques situés sur les confins des départements des Vosges et de Meurthe-et-Moselle, et qui a pour centre Essey-la-côte, non loin de Damas-aux-Bois, a surgi vers la fin de l'ère tertiaire, en soulevant sur quelques points les couches du trias.

II. — Ere quaternaire.

Nous réunissons dans cette division tous les atterrissements connus sous le nom de *diluvium* et de *terrains erratiques*, parce qu'ils sont habituellement composés d'éléments semblables ; et parce que, dans les Vosges, la séparation entre ces deux genres de dépôts est souvent difficile à saisir.

Diluvium. — Le diluvium le plus important est le diluvium granitique, qui renferme toutes les roches des Vosges.

Il remplit la plus grande partie du fond des vallées de la Meurthe, de la Moselle, et de leurs affluents.

Il ne dépasse guère dans beaucoup de localités le niveau des plus hautes eaux de l'époque actuelle ; pourtant, dans quelques cas, comme aux environs de St-Dié, de Remiremont, d'Epinal, il constitue des terrasses diversement étagées.

Le calcaire jurassique oolithique contient des cavernes et des fentes à stalactites, dont quelques-unes renferment un diluvium calcaire recouvrant des ossements de mammifères quaternaires.

Il existe notamment sur le chemin de Neufchâteau
à Jainvillotte, une cavité qui a fourni des dents d'élé-
phants, d'ours des cavernes, des bois de cerfs, etc.

La vallée de la Saônelle est presque entièrement
couverte d'une sorte de grouine, qui s'étend depuis
Liffol-le-Grand jusqu'à l'embouchure de cette rivière
avec la Meuse à Coussey. C'est une alluvion calcaire
provenant sans doute de la désagrégation des calcaires oxfordiens et coralliens de la région.

Terrain erratique . — Le terrain erratique se rat-
tache aux anciens glaciers, dont les traces sont in-
contestables dans les Vosges.

Le lit supérieur des principaux cours d'eau de la
partie granitique, de la Vologne, de la Moselle, de la
Moselotte, etc ; était autrefois occupé par des glaciers
analogues aux glaciers actuels de la Suisse.

Les glaciers sont animés d'un mouvement sem-
blable à celui des cours d'eau, mais beaucoup plus
lent. Dans ce mouvement, ils arrachent des matériaux aux roches encaissantes. Ces matériaux sont
enchâssés dans la glace, et entraînés avec elle. Ils
usent, polissent les roches qui bordent le glacier, ab-

solument comme le diamant coupe le verre.

Les stries et les sillons qui résultent de cette action, sont rectilignes et parallèles. La plus grande partie des fragments de toutes dimensions qui tombent des pentes abruptes bordant les glaciers, tend, à cause du mouvement plus rapide qui se produit dans leur partie centrale, à venir s'aligner sur les bords, où elle forme des traînées de blocs que l'on appelle des *moraines latérales*.

Lorsque le glacier est arrivé à la partie inférieure de sa course, qu'il fond rapidement sous l'action du soleil, toute la masse de sables et de blocs entraînés, se réunit à la base du glacier en forme d'arc ; c'est la *moraine frontale*.

La limite inférieure du glacier peut avancer ou reculer suivant la température moyenne de l'année ; ces stades sont indiqués par autant de moraines frontales.

Dans l'admirable glacier de la Moselle, la moraine frontale la plus inférieure est celle de Longuet, à 4 kilomètres en aval de Remiremont, près de St-Nabord. Elle forme une série de monticules allongés barrant la route transversalement sur un développement de 2 kilomètres.

A Rupt, près du tissage des Maix, il existe un endroit où la Moselle est encaissée par un granite très

dur ; sur tous les points où cette roche a été débarrassée des graviers et des sables qui la recouvrent, elle
est usée, frottée et sillonnée de stries rectilignes dirigées dans le sens de l'axe principal de la vallée. Hogard a reconnu que ces stries sont identiques à celles
qu'on remarque dans les glaciers actuels de la Suisse.

Les lacs de Longemer et de Retournemer sont
d'anciens glaciers dont les moraines ont servi de digues pour les eaux.

On désigne spécialement sous le nom de *blocs erratiques* des blocs situés à de grandes distances du lieu
de leur origine, et qui ont dû être transportés par des
glaces ; tels sont les blocs granitiques qu'on trouve
sur le grès bigarré à Bellefontaine ; à la Croix-des-
Vargottes sur la commune du Val-d'Ajol, au Char-
d'Argent près d'Épinal ; sur la montagne du Spiémont près de Champdray ; à la Bresse, à Gérardmer,
dans la vallée de Rochesson.

III --- Terrain moderne

Le terrain moderne dans les Vosges est formé par
des alluvions modernes, qui sont le résultat des dépôts formés de nos jours par les cours d'eau pendant
leurs débordements. Ils existent plus ou moins sur les
bords de toutes les rivières du département des Vosges.

La plupart de tous ces terrains que nous avons désignés sous le nom de terrains de transport, sont formés de matériaux siliceux. Dans ce cas, leur végétation a beaucoup d'analogie avec celle des terrains de grès. On y signale pourtant quelques plantes qui les caractérisent spécialement ; telles sont : le pigamon jaune, la renoncule jaune, la renoncule des mares, la violette de chien, la gypsophile, l'onagre, etc. Lorsque les alluvions sont calcaires, leur flore est analogue à celle des terrains calcaires du voisinage.

IV. — Explication des principaux termes employés dans ce chapitre

Basalte. — Roche volcanique ancienne, noire, très-compacte, renfermant beaucoup d'oxyde de fer attirable à l'aimant. Dans certains pays, elle affecte la forme des colonnes prismatiques à bases plus ou moins horizontales.

Diluvium. — On appelle diluvium un dépôt formé de sables argileux et de cailloux roulés, ordinairement rouge, qui a été transporté par les eaux, et qui recouvre en certains endroits les formations géologiques stratifiées, par exemple les couches calcaires du terrain jurassique.

Chapitre V.

I --- Terre arable

On désigne sous le nom de terre arable la partie supérieure du sol, que l'on peut remuer à l'aide des instruments aratoires, et qui est propre à la culture des plantes.

Pour nous faire une idée de la formation de la couche arable, observons les faits qui se passent sous nos yeux ; prenons par exemple les ruines d'une construction : on y voit d'abord paraître des plaques jaunes, grises ou noirâtres ; c'est une espèce de lèpre végétale constituée par des lichens qui se cramponnent à la pierre, et finissent par en corroder la surface. Leurs débris, joints à ceux qui sont arrachés à la pierre par les actions alternatives du soleil, de la pluie, et de la gelée, forment une mince couche de terreau ; après de longues années, cette couche s'est un peu épaissie, et peut nourrir des plantes plus exigeantes : les lichens font place aux mousses.

Pendant que les débris végétaux s'accumulent, les agents atmosphériques continuent sur la pierre leur œuvre de destruction d'une façon plus ou moins rapide, suivant qu'elle est plus ou moins dure, plus ou moins poreuse. Enfin, un jour, la couche ainsi formée, quoique peu épaisse encore, l'est assez pour nourrir d'autres plantes plus élevées en organisation ; alors apparaissent de petites fougères et quelques graminées : nous avons ici une vraie terre végétale.

L'observation attentive de ces faits permet de nous rendre compte d'une façon aussi exacte que possible, de la formation de la terre arable. Sous l'action combinée de l'air, de l'eau, de la chaleur et de la gelée, et suivant leur consistance, la surface des roches a été plus ou moins profondément désagrégée.

Les lichens apparaissent sur cette surface, où ils semblent ne chercher qu'un point d'appui, tirant dans l'air la majeure partie de leur nourriture. Ils végètent et meurent, laissant un peu de terreau formé de leurs débris. Aux lichens succèdent les mousses, puis quelques rares et maigres touffes de gazon ; et enfin, la terre s'enrichissant des détritus de ces plantes, qui ont puisé dans l'air la plus grande partie de leurs aliments, se couvre d'un tapis de verdure, et peut même porter quelques végétaux ligneux.

L'épaisseur de la couche arable présente de grandes différences : à peine de quelques centimètres sur les pentes des montagnes, lorsqu'elle s'est formée aux

dépens des roches dures, granites, porphyres, etc ;
elle peut atteindre plusieurs mètres dans quelques
vallées, et sur certaines roches de sédiment. Mougeot
a observé pendant 40 ans la formation de la terre
arable dans la vallée de la Vologne, de Granges à
Gérardmer, et a pu constater la succession aux mêmes endroits, sur les mêmes roches, des diverses vé-
gétations dont nous venons de parler.

Les eaux courantes peuvent modifier l'épaisseur de
la couche arable : sur les pentes des montagnes, la
terre est quelquefois aussitôt enlevée que formée, et
cela par l'action des torrents et des cours d'eau en
général. Arrivés sur des terrains en pente faible, ces
cours d'eau laissent déposer les matières qu'ils te-
naient en suspension ; c'est ainsi que s'explique l'origine de ces dépôts souvent très fertiles des vallées, et
que nous avons désignés sous le nom d'alluvions.

Les éléments principaux d'une terre arable sont au
nombre de 4 : l'*argile*, le *sable* ou la *silice*, le *calcaire* et l'*humus*. On donne au sol le nom du principe
dominant ; ainsi, on distingue les sols argileux, siliceux, calcaires et humifères. Lorsque deux principes abondent, le sol prend alors le nom des deux ;
on nommera par exemple sol argilo-calcaire, un sol
dans lequel prédominent l'argile et le calcaire.

Examinons maintenant en détail chacun de ces éléments de la terre arable.

L'*argile* est constituée par un silicate d'alumine plus ou moins pur. Sa nature grasse et onctueuse et sa ténacité, permettent de la mouler pour en faire des poteries qui, séchées lentement, et soumises ensuite à une forte chaleur, acquièrent la dureté de la pierre.

En proportion convenable dans la terre, elle lui donne de la consistance ; en excès, elle la rend très tenace et difficile à cultiver. Les terres argileuses sont, de plus, lentes à se ressuyer après la pluie, car elles sont imperméables ; elles sont promptes à se durcir et à se crevasser par la sécheresse, et adhèrent aux instruments de labour, lorsqu'elles sont humides.

Le *sable* vient de la désagrégation des roches quartzeuses ou siliceuses, si communes dans notre département ; et se présente tantôt en grains plus ou moins gros, tantôt en poudre fine. Le sable en grains seul n'offre aucune consistance ; plus la terre en renferme, plus elle est friable, facile à cultiver, prompte à se ressuyer après la pluie, car elle est très-perméable. Le sable très fin donne au sol où il domine, une consistance assez prononcée, mais sans ténacité.

Le *calcaire* est du carbonate de chaux ; il se re-

connaît, comme nous l'avons dit dans le premier chapitre, par l'effervescence qui se produit lorsqu'on
l'humecte avec un acide, du vinaigre fort par exemple. Le calcaire divise la terre et en maintient la surface friable. Lorsqu'il est en excès, il la rend sté-
rile.

L'*humus* est produit par la décomposition des végétaux qui se sont succédé à la surface du sol. On le
rencontre surtout en grande quantité dans les forêts,
dans les marécages. La terre humifère est spongieu-
se, de couleur brune ou noirâtre ; et sa fertilité dé-
pend beaucoup de la nature des végétaux qui l'ont
formée. L'un des principaux sols humifères est le sol
tourbeux, formé dans les bas fonds humides, par
l'accumulation des plantes aquatiques et des sphaignes. Ce sol est d'autant moins fertile qu'il est plus
acide. C'est alors qu'on le traite par la chaux et les
cendres non lessivées.

Au point de vue physique, l'humus remplace jusqu'à
un certain point l'argile en maintenant la compacité
du sol ; aussi, est-il d'autant plus nécessaire que le
sol est plus léger.

Au point de vue chimique, il est acide, et fixe bien
les bases, potasse, soude, chaux, magnésie, etc.

Dans quelle proportion ces 4 éléments que nous

venons d'examiner doivent-ils entrer dans la composition de la terre arable ? Ces proportions peuvent être extrèmement variables; cependant la prédominance de l'un de ces éléments, a des limites au delà desquelles il devient nuisible. Ainsi, une terre qui contiendrait plus de 80 pour cent d'argile serait tout à fait impropre à la culture, à cause de sa ténacité et de son imperméabilité. De même, les montagnes du grès vosgien, qui sont formées de sable presque pur, ne conviennent guère que pour les forêts des pins et de sapins. De même encore, le sol crayeux de la Champagne, qui contient 90 pour cent de calcaire, ne nourrit qu'une maigre végétation.

Pour qu'une terre soit bonne, il faut qu'elle contienne au moins 2 pour cent de carbonate de chaux, l'humus doit y entrer dans une proportion qui varie de 4 à 10 pour cent. La meilleure terre arable, celle que l'on nomme terre franche, contient environ 45 pour cent de silice, 40 pour cent d'argile, 5 à 10 pour cent de calcaire, et de 5 à 10 pour cent d'humus.

Indépendamment de ces éléments principaux, le sol arable doit renfermer des phosphates alcalins et terreux, des sels de potasse, du soufre, etc. De plus, il est généralement coloré par des oxydes de fer et de manganèse.

Un cultivateur a besoin de connaître, du moins

approximativement, la composition de la terre qu'il cultive, afin de savoir l'amender, s'il y a lieu. Il faut donc qu'il puisse en faire une analyse sommaire, à l'aide de moyens simples, pouvant être employés de tout le monde, et n'exigeant qu'un faible matériel.

On commence d'abord par prendre de la terre en différents endroits du champ, puis on la mêle avec soin et on la crible au tamis d'un millimètre. Cela fait, on prend 100 grammes de la terre fine obtenue, *la balance d'un marchand de tabac donne une pesée suffisamment exacte*), on la dessèche à l'air, puis à l'étuve à environ 150 degrés. (*On peut se servir pour cela d'un four de poêle, ou d'un four de boulanger*). La différence de poids indique l'humidité.

On prend ensuite 100 autres grammes de la terre non desséchée, on la délaie avec le doigt dans un vase contenant 2 litres d'eau de pluie ; on ajoute de l'acide chlorhydrique (*muriatique*) jusqu'à ce que le liquide soit acide. On laisse éclaircir, on filtre, on lave le dépôt sur le filtre plusieurs fois avec de l'eau de pluie. (*On peut reconnaître que le lavage est suffisant, lorsque le liquide qui filtre ne précipite plus par l'oxalate d'ammoniaque.*)

On dessèche à l'air, puis à l'étuve le résidu placé sur le filtre ; on le pèse, et on obtient par différence le poids de l'humidité plus celui du calcaire. Comme on connaît déjà le poids de l'humidité, il est facile d'en déduire celui du calcaire.

On prend un 3⁰ essai de 100 grammes de terre, qu'on débarrasse du calcaire comme il vient d'être dit ; puis ou perce le filtre ; et, à l'aide d'un jet d'eau (1) on fait tout descendre dans un vase qu'on étend à 1 litre.

On ajoute 15 à 20 centimètres cubes d'ammoniaque pour dissoudre la matière noire. Au bout de 4 à 5 heures, on ajoute de l'eau, on agite et on laisse déposer 24 heures, alors on décante, puis on ajoute encore de l'eau, et on décante après 24 heures ; on recommence une 3ᵉ fois, si le liquide décanté n'est pas clair. Les liquides troubles ainsi obtenus, traités par 40 ou 50 grammes de sel ordinaire en dissolution dans un peu d'eau, donnent de l'argile coagulée au fond du vase. Après quelques heures, le liquide clair est décanté : on filtre et l'argile coagulée reste ; on la lave à l'eau sur le filtre, on la dessèche à l'air, puis à l'étuve à 150 degrès, pour la peser ensuite.

Le résidu obtenu après les décantations successives de 24 en 24 heures, étant desséché à 150 degrès, et pesé, donne le poids du sable.

(1) *Toujours de l'eau de pluie, comme dans toute l'opération d'ailleurs.*

On a donc le poids de l'eau, celui du calcaire, de l'argile, du sable, et on obtient par différence celui de la matière noire entraînée dans les eaux du lavage.

Nota. — Si la quantité de calcaire est inférieure à 5 pour cent, il convient de le doser sous forme de chaux vive. Pour cela, on prend le liquide clair du 2e essai, et on y verse une quantité suffisante d'oxalate d'ammoniaque, lequel donne un précipité blanc d'oxalate de chaux. On dessèche ce précipité, et on le calcine fortement pour avoir de la chaux vive, qu'on pèse. En multipliant le poids obtenu par $\frac{25}{14}$, on obtient le poids du calcaire ou carbonate de chaux. Cette manière d'opérer est motivée par ce fait que l'acide chlorhydrique dissout non seulement le carbonate de chaux, mais le fer, le manganèse, les phosphates ; de sorte qu'en opérant par la méthode différentielle, on trouverait une quantité trop forte de calcaire.

Nous avons dit qu'une terre fertile est composée des 4 principes dont nous venons de parler. Ces principes ne se trouvent point dans le sol à l'état de mélange plus ou moins parfait, mais bien à l'état de combinaison si intime que toutes les parcelles les plus ténues du sol, les renferment en quantités égales (1). Chaque grain de terre fine peut donc être envisagé comme un tout mettant à la disposition de la racine au contact de laquelle il se trouve, les éléments indispensables à la plante. Un rapport étroit unit l'humus ou terreau aux trois autres éléments du sol. L'élément dominant de la plus grande partie des sols cultivés est le sable, les matériaux siliceux étant les plus abondamment répandus à la surface du globe, et en particulier de notre département. Or, la cohésion manque complètement dans un sol sablonneux, la cohésion d'une bonne terre étant due à la présence des matières organiques transformées en humus, et à celle de l'argile coagulée par l'action des sels calcaires du sol (2).

L'existence dans le sol de l'élément calcaire s'oppose à la séparation de l'argile d'avec le sable ; séparation qui aurait pour résultat l'entraînement de l'argile par l'eau pluviale, dans le sous-sol ; et l'isolement du sable, qui demeurerait à la surface, et qui constituerait une terre de très médiocre qualité.

Mais, pour que l'argile exerce ce rôle, il faut qu'elle

(1) *Voir les remarquables articles de M. Grandeau publiés par le journal le Temps en juillet 1885.*

(2) *Lorsqu'on délaie de l'argile dans de l'eau distillée, l'eau reste indéfiniment trouble, mais si l'on*

se trouve dans la terre végétale, au moins dans la proportion de 10 pour cent. Or, il y a des sols parfaitement meubles, doués d'une très grande cohésion, dans lesquels le taux d'argile est loin d'atteindre cette proportion ; tels sont, par exemple, les sols noirs de Russie, célèbres par leur fertilité. Quel est donc, dans les terres pauvres en argile, l'agent cohésif qui maintient l'ameublissement en s'opposant à la séparation du sable d'avec les autres éléments ?

C'est la matière organique. Les expériences de Monsieur Schlœsing ont prouvé que l'humus associé au sable et au calcaire, possède à un degré beaucoup plus élevé que l'argile, la faculté de cimenter les particules sableuses : 1 pour cent de matière humique équivaut à 10 pour cent d'argile, et communique à un mélange de sable et de calcaire les propriétés physiques du meilleur sol. De plus, le ciment organique de la terre végétale, possède inversement la faculté de tempérer dans d'autres cas les propriétés plastiques de l'argile. Mêlés ensemble, ces deux ciments n'associent point leurs effets. Bien au con-

ajoute un peu d'une dissolution d'un sel alcalin ou terreux, l'eau ne tarde pas à être clarifiée, et l'on voit l'argile se déposer au fond du vase. On dit qu'elle est coagulée.

traire, les essais directs de Monsieur Schlœsing ont montré que, lorsqu'on associe à l'argile l'humus en proportion suffisante, la cohésion de l'argile se trouve diminuée.

De ces expériences intéressantes, découlent pour la pratique agricole, de nombreux enseignements. Elles justifient, en les expliquant, deux vieux adages des cultivateurs, en apparence contradictoires : « Le terreau donne du corps aux terres légères ; » et, « le terreau ameublit les terres trop fortes. » En effet, la présence des matières organiques ajoute de la cohésion aux sols sableux, et diminue celle des sols argileux. Les praticiens ont tous constaté que certains sols, autrefois meubles, faciles à labourer, fertiles, doués d'une cohésion suffisante, perdent toutes ces qualités si l'on cesse de leur appliquer une fumure de ferme suffisante ; ils disent alors que la terre s'effrite. Le fait est exact, ces sols tombent en poussière, et, c'est encore par le rôle de la matière humique que cela s'explique. La matière organique se brûle lentement dans le sol en fournissant de l'acide carbonique ; si la combustion de cette matière organique, est plus rapide que la restitution par la fumure, et, si l'on a affaire à un sol pauvre en argile, la cohésion disparaît assez rapidement.

Or, on sait aujourd'hui que la dissémination des éléments nutritifs dans la couche arable, constitue une des causes les plus actives de la fécondité du sol. La plante, immobilisée dans le point où elle naît, n'a d'autre moyen de se procurer son alimentation, que l'extension de ses racines. Or, ces dernières tirent toutes les substances que ne leur fournit pas l'atmosphère, des particules en contact immédiat avec elles, la part d'aliments que l'eau pluviale dissout en tombant étant infiniment faible. On comprend donc de quelle importance est l'ameublissement d'un sol au point de vue de sa fertilité. Plus les particules sont ténues, mieux pourront s'y développer la racine et ses subdivisions, meilleure sera l'alimentation de la plante, et partant plus élevé sera le rendement du sol.

Tout ce qui contribuera à disséminer dans la couche arable, les aliments minéraux du végétal, contribuera du même coup à l'accroissement du poids de la récolte : épandage régulier des engrais, suivi de labours suffisamment profonds ; hersage, labours multipliés avant la semaille, sont autant d'opérations rémunératrices, par suite de la dissémination des substances nutritives. La matière organique n'eût-elle qu'un effet physique, jouerait donc, en agriculture, un rôle des plus précieux, et les efforts des cultivateurs doivent porter sur son maintien dans le sol, à l'aide du fumier de ferme en proportion suffisante pour conserver à la couche arable le degré d'ameu_ blissement si favorable à la végétation.

On voit combien le rôle de la matière humique est considérable et utile en ce qui concerne les propriétés physiques du sol ; nous allons montrer qu'il n'est pas moins important au point de vue chimique.

Lorsqu'on analyse une plante, on y trouve en petite quantité, outre les 4 éléments principaux dont nous avons parlé, différents principes dont les parties essentielles sont : l'acide phosphorique, le soufre, la potasse, la soude, la magnésie, les oxydes de fer et de manganèse. Tous ne sont pas indispensables à la vie des plantes. Il est admis aujourd'hui que les substances indispensables à la production des végétaux, sont : la silice ou le sable, la chaux, les matières organiques azotées, les phosphates, la potasse, le fer, le soufre. Les unes, se trouvant répandues en assez grande quantité dans toutes les roches, et par suite dans toutes les terres, n'ont pas besoin d'être restituées ; telles sont la silice, le fer, le soufre ; mais les autres doivent être restituées à la terre en quantités convenables. C'est dans le but de rendre ces substances à la terre cultivée, qu'on emploie les fumiers, les phosphates, les cendres, les marnes, la chaux, etc.

Le fumier renferme des quantités notables d'azote, de divers phosphates, de potasse ; et c'est dans la couche de l'*humus* auquel il donne lieu, que se forment les nitrates, mode sous lequel la plus grande partie de l'azote du sol pénètre dans les végétaux. C'est aussi par l'oxydation de la couche d'humus que se produit l'acide carbonique de la terre arable. Associé aux engrais azotés du commerce, le fumier de ferme est l'engrais par excellence. Les engrais non azotés, tirés surtout du règne minéral, et qui sont aussi désignés sous le nom d'amendements, interviennent en quantités très variables, selon la nature géologique du sol.

Les connaissances géologiques et minéralogiques nous donnent le moyen d'en régler l'emploi.

J'ose espérer que ce petit ouvrage pourra rendre des services aux instituteurs du département des Vosges. Je ne me dissimule pas les imperfections qu'il présente, mais je compte sur les renseignements qu'on voudra bien m'adresser pour améliorer la prochaine édition.

Qu'il me soit permis, en terminant, d'adresser mes remercîments à Mr Grandeau, doyen, professeur de chimie agricole, et à Mr Wohlgemuth, chargé du cours de géologie à la Faculté des sciences de Nancy, qui ont bien voulu me prêter le secours de leurs hautes lumières.

TABLE DES MATIÈRES.

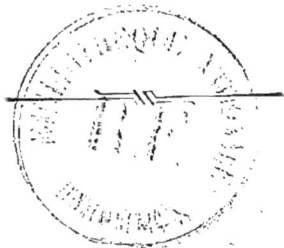

Nancy, Imp. et Lith. E. Balland

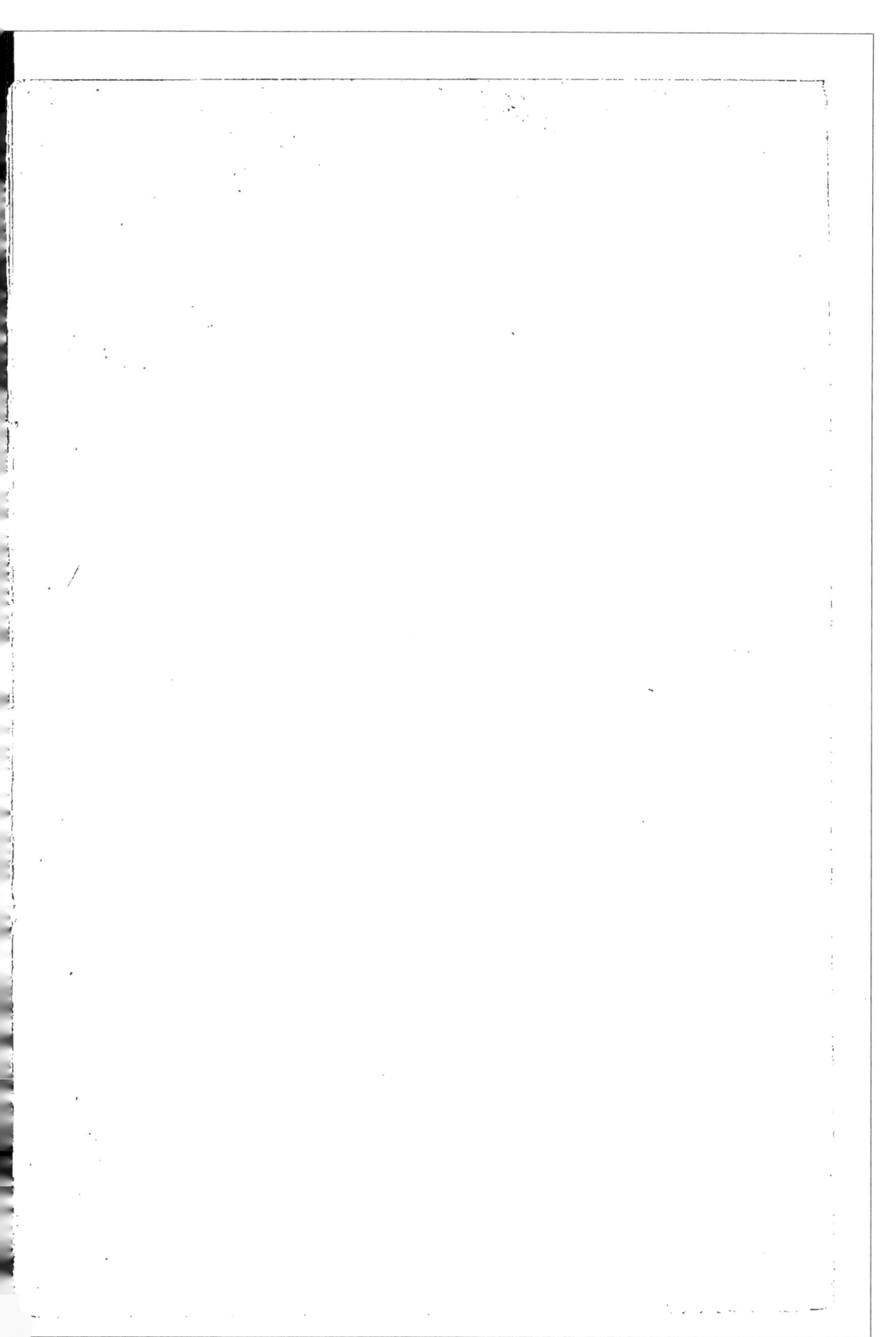

TABLEAU DE LA CLASSIFICATION DES TERRAINS STRATIFIÉS.

ÈRES.	PÉRIODES.	TERRAINS.
Ère primitive. (Absence d'êtres organisés.)	Gneiss. / Schistes à séricite. (anciens talcschistes) / Micaschistes. / Schistes argileux.	Terrains cristallophylliens.
Ère primaire ou de transition. (Age des mollusques.)	Silurienne.	Cambrien. / Silurien proprement dit.
	Devonienne.	
	Carbonifère.	Carbonifère inférieur. / Carbonifère supérieur.
	Permienne.	Zechstein. / Nouveau grès rouge. / Grès des Vosges.
Ère secondaire. (Age des reptiles.)	Triasique.	Grès bigarré. / Muschelkalk. / Marnes irisées.
	Jurassique.	Lias inférieur. / Lias moyen. / Lias supérieur. / Oolithe inférieure, (bajocien, bathonien) / Oolithe moyenne, (callovien, oxfordien, corallien) / Oolithe supérieure, (kimméridgien, portlandien)
	Crétacée.	Crétacé inférieur. / Crétacé supérieur.
Ère tertiaire. (Age des mammifères.)	Eocène. / Miocène. / Pliocène.	
Ère quaternaire. (Age de l'homme.)		Diluvium. / Cavernes à ossements. / Blocs erratiques.
Ère moderne.		Terrain moderne, alluvions modernes.

Dessin indiquant les rapports de position
du granite porphyroïde, du grès vosgien et du trias.

Ballon.

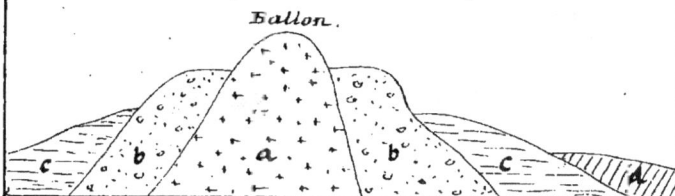

Dessin indiquant les rapports de position
du grès vosgien et du trias.

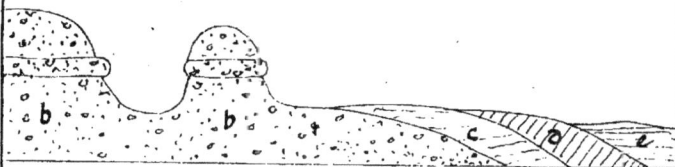

Légende.

a. Granite.
b. Grès vosgien.
c. Grès bigarré.
d. Muschelkalk.
e. Marnes irisées.

Nancy, imp. et Lith. E.Bulland.

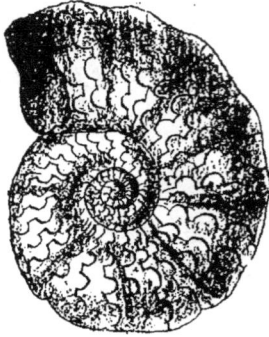

Ceratites nodosus.
(Muschelkalk.)

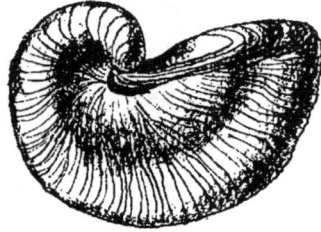

Gryphée arquée.
(Lias inférieur.)

Bélemnites clavatus.
(Lias moyen.)

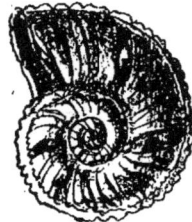

Ammonites margaritatus.
(Lias moyen.)

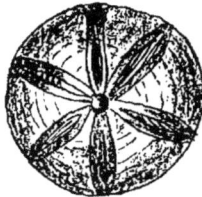

Clypeus ploti.
(Bathonien)

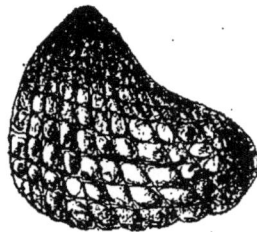

Pholadomya exaltata
(Oxfordien)

Les instituteurs qui désireraient se procurer les principales roches et les fossiles caractéristiques cités dans cet ouvrage, pourront s'adresser à Mr Monal, pharmacien à Nancy, 8, rue des Dominicains, qui se charge de les fournir à des prix minimes.

www.ingramcontent.com/pod-product-compliance
Lightning Source LLC
Chambersburg PA
CBHW071456200326
41519CB00019B/5756